改訂2版

看護学生
してはいけない
ケースファイル
臨地実習禁忌集

大﨑千恵子・田中晶子 編著

丸善出版

まえがき

　看護学生の皆さんは、受講科目の多さに圧倒され、時に道を見失いそうになりながらも、看護師になるという目標に向かい努力をされていることと思います。また、臨地実習で出会うであろう患者さんを想像しながら技術演習や技術試験に臨み、技術を習得できた時の喜びを実感しながら、少しずつ看護師らしくなってきた自分を誇らしく感じることもあるでしょう。しかし、学んだ知識や技術を臨床の最前線で実践できることに期待している反面、不安も大きいのではないでしょうか？

　看護師になるためには、患者さんや病院の医療スタッフと関わりを持つ臨地実習を乗り越えなくてはなりません。臨地実習は、学内での講義や演習と大きく違う所があります。それは、さまざまな年齢の人々の命に関わること、患者さんのプライバシーを知ることになるということです。また患者さんが学生を受け入れてくれなければ、臨地実習は成り立ちません。患者さんの立場からすれば、入院や手術は人生における重大な出来事です。その最中に、学生である皆さんに協力をしてくださっている、という感謝の気持ちを忘れないでください。

　この実習において、協力してくださる患者さんの安全を脅かしたり、苦痛を与えることは、たとえ学生という立場であったとしてもあってはならないことです。

　患者さんの安全・安楽を守るために多くのルールがあります。これらは同時に、学生さんの身を守ることにもつながります。ルールとは、社会の中で秩序を保つために互いが守るべき規則をいいます。ルールの中には法律や規則・倫理が含まれます。

　法律は国が遵守することを定めた規範であり、そこで示されている「正しい行為」に背いた場合は公権力により制裁を受けることになります。一方、倫理は「正しい行為」とは何かを自分自身に問うことであり、個人の価値観に基づいています。看護師をはじめとした生命にかかわる専門職には、より高い倫理観が求められています。

　具体的には看護の分野では、国際看護師協会（ICN）が制定した「ICN 看護師の倫理綱領」や日本看護協会が制定した「看護職の倫理綱領」に則って行動することが求められます。

　このように実習においては、法律のみならず、職業的な価値や義務、責任が述べられている倫理についても守る必要があるのです。

　臨地実習が始まる前には、必ず実習についてのオリエンテーションがあります。その中で教員から、実習中に「してはいけないこと」というルールについての説明があります。しかし教員が説明をしただけではその意味することが理解できず、予測もつかないような行動をとる学生が現れます。本書はそのような学生を減らすために企画されました。

　本書は2013年に初版が出版され、今回改訂することになりました。本書を作るき

かっけとなったのは、ある年の謝恩会での出来事でした。看護学生が臨地実習で「えっ、そんなことをしちゃったの」という思いもかけない体験を"禁忌集コント"として演じたのです。このコントで卒業生や教員が大爆笑となり、大いに盛り上がり双方にとって感慨深いものになりました。初版はこれらの禁忌の実例をもとに整理し作成しました。

　改訂2版では、初版の事例を全面的に見直し、患者さんとの接し方編、個人情報保護編、医療安全編、感染予防編、ハラスメント編に整理し、構成しなおしました。

　また近年の状況を踏まえたケースも増やしました。特に今回はハラスメントに関して、パワー・ハラスメント、セクシャル・ハラスメント、アカデミック・ハラスメントなどさまざまなケースを載せました。どうぞ一人で悩まず、このケースが指導者や教員に相談するきっかけになってくれることを願っております。

　本書では事例のみではなく、解説としてなぜ行ってはいけなかったのか、またどのように行うことが望ましいのかも説明しています。またケースの冒頭に「理解を助ける関連情報」として、関連する法律や倫理規定、文献などを示し、気になる情報は自ら調べ、理解が深められるようになっています。さらに重要な言葉は索引で探しやすいように、太字になっています。

　加えて、特に留意が必要な事例や、うっかり行ってしまいそうな事例については、よりいっそうイメージと理解を深められるように動画で再現し、全6巻にわたる映像教材として提供する運びとなりました。本書内のQRコードから視聴できる動画は、その映像教材からピックアップしたものです。映像教材は、本書を読んだだけではイメージがつきにくい事例がわかりやすく、また笑いも交え、楽しく学べる筋書きになっています。指導者の方には、ぜひ本書と併せてのご活用を検討いただきたいと思います。

　看護学生の皆さん、臨地実習は不安が多く、緊張の連続だと思います。そして「どうすればよいかわからない」という場面に遭遇することもあるでしょう。そのような時にはこの本を手にとり、ご一読ください。そうすれば必ず解決のヒントが得られると思います。

　私にとって臨地実習は、今でも忘れられない大切な思い出です。どうか看護学生の皆さんも心に残るたくさんの経験を積み重ね、看護専門職としての誇りと自覚を持った、素敵な看護師に成長して欲しいと思います。

2024年7月　　　　　　　　　　　　　　　　　　　編著者を代表して

田中晶子

執筆者一覧

浅 沼 　 瞳	昭和大学保健医療学部看護学科　准教授
荒 井 亮 介	昭和大学保健医療学部看護学科　講師
	昭和大学病院看護部　看護係長
市 村 菜 奈	昭和大学保健医療学部看護学科　講師
	昭和大学藤が丘病院看護部　看護主査
犬 飼 かおり	昭和大学保健医療学部看護学科　講師
上 田 邦 枝	昭和大学保健医療学部看護学科・助産学専攻科　教授
畝 　 浩 介	昭和大学保健医療学部看護学科　講師
	昭和大学藤が丘病院看護部　看護主査
大 木 友 美	昭和大学保健医療学部看護学科　准教授
大 﨑 千恵子*	昭和大学保健医療学部看護学科　教授
	昭和大学統括看護部
大 屋 晴 子	昭和大学保健医療学部看護学科　教授
岡 本 明 子	昭和大学保健医療学部看護学科　教授
小 野 寺 敦 啓	昭和大学保健医療学部看護学科　講師
	昭和大学病院看護部　看護主事／急性・重症患者看護専門看護師
川 村 晴 美	昭和大学保健医療学部看護学科　准教授
工 藤 みき子	昭和大学保健医療学部看護学科　講師
小 泉 　 麗	昭和大学保健医療学部看護学科　准教授
髙 　 紋 子	昭和大学保健医療学部看護学科　講師
櫻 井 美 里	昭和大学保健医療学部看護学科　講師
	昭和大学病院看護部　看護係長
佐 々 木 　 佑	昭和大学保健医療学部看護学科・助産学専攻科　講師
	昭和大学病院看護部　看護主査
佐 藤 真樹子	昭和大学保健医療学部看護学科　講師
	昭和大学藤が丘病院看護部　看護主査／摂食・嚥下障害看護認定看護師
柴 田 いつか	昭和大学保健医療学部看護学科　講師／精神看護専門看護師
下 　 恵 子	昭和大学保健医療学部看護学科　講師
	昭和大学江東豊洲病院看護部　看護係長
鈴 木 康 平	昭和大学保健医療学部看護学科　講師
	昭和大学病院看護部
鈴 木 洋 子	昭和大学保健医療学部看護学科　講師
龍 　 由季乃	昭和大学保健医療学部看護学科　客員講師

田　中　晶　子*	昭和大学保健医療学部看護学科　教授
田　村　由　衣	昭和大学保健医療学部看護学科　講師
俵積田　ゆかり	昭和大学保健医療学部看護学科　准教授
藤　後　秀　輔	昭和大学保健医療学部看護学科　講師
	昭和大学藤が丘病院看護部　看護主査
西　　　洋　子	昭和大学保健医療学部看護学科　講師
	昭和大学藤が丘病院看護部　看護師長
百　石　仁　美	昭和大学保健医療学部看護学科　講師
	昭和大学江東豊洲病院看護部　看護師長／
	クリティカルケア認定看護師
平　井　尚　子	昭和大学保健医療学部看護学科　講師
	昭和大学附属烏山病院看護部　看護係長／精神看護専門看護師
福　岡　絵　美	昭和大学横浜市北部病院看護部　看護次長／感染管理認定看護師
古　川　浩　次	昭和大学保健医療学部看護学科　講師
	昭和大学病院附属東病院看護部　看護師長
増　島　絵里子	昭和大学保健医療学部看護学科　講師
	昭和大学病院附属東病院看護部　看護師長
松　井　真　弓	昭和大学保健医療学部看護学科・助産学専攻科　准教授
峯　尾　ア　ヤ	昭和大学保健医療学部看護学科・助産学専攻科　講師
	昭和大学江東豊洲病院看護部　看護係長
三　村　洋　美	昭和大学保健医療学部看護学科　教授
村　田　加奈子	昭和大学保健医療学部看護学科　准教授
村　田　千　夏	昭和大学保健医療学部看護学科　講師
	昭和大学横浜市北部病院看護部
八重樫　美　散	昭和大学保健医療学部看護学科　講師
	昭和大学横浜市北部病院看護部
吉　原　祥　子	昭和大学保健医療学部看護学科　講師
我　妻　志　保	昭和大学保健医療学部看護学科　講師
	昭和大学病院看護部　看護主事／乳がん看護認定看護師
脇　谷　美由紀	昭和大学保健医療学部看護学科　講師
	昭和大学横浜市北部病院看護部　看護師長／がん看護専門看護師
鷲　山　聡　子	昭和大学保健医療学部看護学科　講師
	昭和大学病院看護部　看護係長

（五十音順、＊編著者、2024 年 8 月現在）

はじめに

◉「してはいけないこと」を行ってしまった場合はどうなるのか？

　守らなければならないルールの一つに法律があります。法律は、単に「〜してはならない」と「ある行動・行為を禁止している」だけではありません。法律が禁止していることを行った場合、法律は国家によるペナルティ（制裁）を課すことがあります。そのペナルティは、

① 刑・懲役・罰金などによって罪を償う刑事罰
② 損害に対して金銭で償うなどの民事罰
③ 国や地方自治体から与えられた免許の取消などの行政罰があります。

　学生でも、法律を守らなかった場合には、これらの罰を課されます。また、法律に反していなくても、倫理などに反する行為があった場合にも、ペナルティを課されることがあります。実習において、法律に反していなくても倫理などに反する行為を行った場合は、学則というルールに基づいて、停学処分や退学処分などのペナルティを受けることがあります。

　本書では、実習での禁忌事例ごとに、関連する「ルール」を紹介します。「してはいけないこと」を「法」などの「社会規範」のエビデンスをふまえて、具体的に理解していただきたいと思います。

◉実習を怖がらないで

　「怖くて、もう実習なんて行けない」と思うかもしれません。

　実習に対する緊張感をもつことは非常に大切なことですが、怖がる必要はありません。実習中にルールを犯すことがないように、教員・実習指導者などが、オリエンテーションやケア前に注意事項を伝えてくれます。また、何かあった時には、すぐに教員・実習指導者などが、すぐに助けてくれます。教員・実習指導者などの注意を、「怒られた」とネガティブに捉えず、「助けてくれた」とポジティブに捉えてみましょう。教員・実習指導者などは、実習中における患者さんの安全だけでなく、学生さんの安全も守ることを考えて指導しているのです。

　教員・実習指導者などが学生さんの安全を守りたくても、学生さんからの報告・連絡・相談がなければ、それを実現することはむずかしいのです。実習では、学生さんは、報告・連絡・相談を通して、教員・実習指導者などと信頼関係を築き、教員・実習指導者は、その信頼関係を基に、学習を支援します。学生さんは、どんな些細な報告・連絡・相談であっても、躊躇しないでください。なぜなら、その報告・連絡・相談は、患者さんと学生さんの安全を守ることにつながるからです。

（初版より一部抜粋）

◉「してはいけないこと」のイメージと理解を深めよう：映像教材について

　本書に掲載している事例の一部には、「してはいけないこと」を再現したショートドラマを視聴できるQRコードを掲載しています（QRコード掲載例参照）。不安が大きく、緊張の連続の臨地実習に臨むにあたり、「してはいけないこと」をイメージしやすく、よりいっそう理解を深められるようになっているので、ぜひこちらも利用して学習してください。

▼〈QRコード掲載例〉

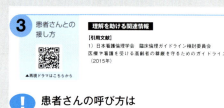

　　QRコードから視聴できる動画は、別途販売されている映像教材『看護学生してはいけないケースファイル　臨地実習禁忌集』（丸善出版）からピックアップしたものです。この映像教材は、本書の中からとくに気をつけたい、うっかり行ってしまいそうな25の事例をショートドラマで紹介した後に、その問題点や対応策などを解説しています。
　　映像教材の詳細は本書の巻末をご参照ください。

＊QRコードは株式会社デンソーウェーブの登録商標です。

● 患者さんとの接し方 ●

1　患者さんと一緒に写真を撮ってはいけない　1
2　患者さんからは物品や金銭をいただいてはいけない
　　お礼だといわれてももらってはいけない　3
3　患者さんの呼び方は注意しなくてはいけない　6
4　むやみに治療情報を直接患者さんに伝えてはいけない　8
5　医師から説明されていること以外の情報を患者さんに話してはいけない　10
6　点滴中は点滴ルートの観察を怠ってはいけない　12
── COLUMN 1　点滴トラブル　13
7　患者さんに「ダメ」といってはいけない　14
8　学生の判断で勝手に受け持ちの患者さんに
　　指導パンフレットで指導をしてはいけない　16
9　学生の判断で勝手に受け持ちの患者さんに口頭での指導をしてはいけない　18
10　患者さんの私物のティッシュを勝手に使ってはいけない　20
11　患者さんの入れ歯をティッシュに包んでおいてはいけない　22
12　沈黙をむやみにさえぎってはいけない　24
13　「自分にとっての当たり前」を押しつけてはいけない　26
14　痛みを伴う処置・検査を受ける子どもに「痛くない」といってはいけない　29
15　子どもに説明しないまま、処置・検査を行ってはいけない　31
16　子どものプライバシーを無視してはいけない　33
17　乳幼児のいるベッド柵をおろしたら、一瞬でも子どもから目を離してはいけない、
　　ベッドのそばを離れてはいけない　35
18　小児の発疹を見逃してはいけない　37
19　療養者さんのお宅から無断でその場を去ってはいけない　39
── COLUMN 2　ドレーン　41
20　療養者さんのお宅の物を勝手に触ったり、片付けてはいけない　42
21　療養者さんのお宅に、素足で訪問してはいけない　45
── COLUMN 3　指導者への報告のコツ　47

● 個人情報保護 ●

22　病院での出来事を SNS で発信してはいけない　48
23　患者さんと SNS でつながってはいけない　50
24　ファミリーレストランなどで実習記録を書いてはいけない　53

vii

25　コンビニで実習記録をコピーしてはいけない　**55**

26　立ち上げたままの電子カルテをそのまま閲覧してはいけない　**56**

27　許可なしにスマートフォンなどで写真や動画の撮影をしてはいけない　**58**

28　患者さんの状態などをメモした用紙を紛失してはいけない　**60**

29　病院のエレベーター内で患者さんの情報を話してはいけない　**62**

30　受け持ち患者さんの状態などをみだりに伝えてはいけない　**64**

31　電子カルテの内容を印刷した用紙を病棟から持ち出してはいけない　**66**

● 医療安全 ●

32　患者さんの要望に安易に応じてはいけない　**67**

33　指導者の確認を受けずに患者さんにケアしてはいけない　**69**

―― **COLUMN 4**　シリンジポンプ　**71**

34　観察結果を報告し忘れてはいけない　**72**

35　痛み止めの与薬を患者さんへの思いだけで実施してはいけない　**74**

36　容態が急変した時に、患者さんを一人にしてはいけない　**76**

37　患者さんにお願いされても勝手にリハビリをしてはいけない　**78**

38　学生の判断で患者さんの歩行訓練を行ってはいけない　**81**

39　爪切りやカミソリでのひげ剃りは、学生だけで行ってはいけない　**83**

―― **COLUMN 5**　上肢（上腕動脈）での血圧測定の禁忌と対応　**86**

● 感染予防 ●

40　発疹・発熱のある時には実習に行ってはいけない　**87**

―― **COLUMN 6**　実習で役に立つ感染管理の基本　**89**

41　体調が悪い時に、無理に実習へ出てはいけない　**90**

42　ユニフォームを着たままで病院外に買い物に行ってはいけない　**92**

43　ベッドサイドの汚れやゴミに安易に触れてはいけない
　　何で汚染されているかわからないものを安易に清掃してはいけない　**94**

44　実習施設で安易にスマートフォンの充電をしてはいけない　**96**

● ハラスメント ●

45　患者さんからハラスメントを受けた時、一人で悩んでいてはいけない　**98**

46　患者さんが身体に触れてきた時は、黙って我慢してはいけない　**100**

47　指導者から性的な言動を受けた時は、黙って我慢してはいけない　**102**

48　教員から成績を引き合いにした指導を受けた時は、一人で悩んではいけない　**104**

49　教員から人格を否定されるような言葉を受けた時は、我慢してはいけない　**106**

索　引　**108**

1 患者さんとの接し方

理解を助ける関連情報

個人情報保護に関する法律　第２条　第１項
日本看護協会　看護職の倫理綱領（2021年）
　　5　看護職は、対象となる人々の秘密を保持し、取得した個人情報は適正に取り扱う。

患者さんと一緒に写真を撮ってはいけない

看護学生のAさんは２週間の病院実習を行っています。

担当患者のNさんはAさんが担当することを楽しみにしていました。実習期間中はAさんがベッドサイドに行くと、よくお話をしてくれ、指導者や教員にも「Aさんは頑張っていていいわね」と笑顔で話してくれていました。

実習最終日にAさんがNさんのところに「受け持たせていただきありがとうございました」とご挨拶に行った際に、Nさんが、思い出に一緒に写真を撮って欲しいといいました。

Aさんは一瞬、患者さんと一緒に撮ってはいけないかも、という思いがよぎりましたが、Nさんが「大丈夫よ」といって、すでにスマートフォンのカメラ機能を使い撮影ポーズをとっていたため、良い関係が崩れてしまうので断ってはいけないと思い、一緒に写真を撮りました。

Nさんがその写真を確認しているところに指導者が訪室しました。Nさんは指導者に「Aさんと記念写真を撮ったのよ。うまく写っているでしょう」と写真を見せました。指導者は、よく撮れていますね、と同意をしつつも、写真撮影はご遠慮いただいている、と理由とともに説明しました。Nさんは「そうだったのね。ごめんなさい。わかりました。削除しますね」といい、その場でスマートフォンの写真を削除しました。

解 説

　一般的に病院では、病院内の様子や患者・家族、職員に至るまで撮影や録音は禁止しています。その理由として、病室や環境、景色、他の方などが映り込んだ場合、その病院が他の人に特定される可能性があるからです。入院していることを他の人に知られたくない方もいます。**個人情報保護**、**プライバシー**の視点からお断りしています。

　また、その画像はAさんが意図しないところで、SNSに投稿される可能性がないとも限りません。ネットワーク上に投稿された画像は、一瞬であっても他の人と共有される危険があることを念頭に置きましょう。
　たった1枚の写真かもしれませんが、その1枚が**情報漏洩**につながり、病院や他の患者さんのプライバシーの侵害などの影響が出る可能性がありますので、注意しましょう。

患者さんとの接し方

2 患者さんとの接し方

理解を助ける関連情報

【参考文献】
村岡　潔：医師－患者関係における医療的交換について．獨協大学文学部論集, 88, pp.134-142, 2004.

患者さんからは物品や金銭をいただいてはいけない
お礼だといわれてももらってはいけない

　看護学生のＢさんは、母性看護学の実習中です。
　終盤の実習となり、看護過程や援助も何とか頑張って実習を乗り切り、もうすぐ４年生になれそうです。

　２日前は、受け持ち産婦のＯさんのご主人とともに分娩に立ち会い、生命誕生の感動的な場面をともにしました。
　Ｏさんは優しい方で、赤ちゃんにもＢさんにもとても優しく接してくださいます。

Ｏさん「本当に良かったわ。Ｂさんがいなかったら、私、絶対へこたれていたわ」
Ｂさん「いいえ、Ｏさんのいきみ方がお上手だったんです。それに、ご主人も頑張られていましたね」
Ｏさん「だめだめ～。ホントにここぞっていう時に使いものにならないんだから。あれでちゃんとパパになれるかしら？」
Ｂさん「大丈夫です。だんだんパパになられると思います……。なので、Ｏさんも育児がだんだん慣れてお上手になって、素敵なママになるんですよ。焦らないでくださいね」
Ｏさん「本当にそうなるといいけど……。でもね、おっぱいがね～。私、出ないじゃない？　もう張ってくる時期らしいんだけどね。まだなのね。ごめんね、Ｐちゃん（赤ちゃんのほっぺたをつんつんし、少し寂しそう）」
Ｂさん「先生に指導してもらったんですけど、産褥期は水分を多く取った方がおっぱい出るらしいですよ。１日1.5Ｌから２Ｌらしいです」
Ｏさん「へぇ～。そうなんだ！　じゃぁ～、昨日旦那が売店でフルーツジュースたくさん買ってきてくれたの。だから一緒に飲まない?!　Ｂさんも動きっぱな

して喉渇いたでしょ?! 一人じゃ飲みきれないし、私こんなことぐらいしかできないから、Bさんに何かお礼がしたいのよ……。どうぞ、どうぞ」
Bさん「そうですか。Oさんのおっぱいのためにもなるし、じゃぁ～いただきます」

　Bさんは O さんからペットボトルのジュースをいただき、O さんと一緒に O さんのベッドに座ってジュースを飲んでいました。
　Bさんの様子を見に来た教員がカーテンの下から見えた、患者用のスリッパと学生のナースシューズがこちらに同じ向きになっていることを不審に感じ、声をかけて O さんのカーテンを開けたところ、二人で並んでフルーツジュースを飲んでいました。

　その後、教員に事実を確認され、注意され、反省文を書きました。指導者と教員とともに、O さんにご説明に伺いました。結果的には O さんにも迷惑をかけた状況になりました。

解　説

　実習中、病院または施設外であっても、援助の対象である患者さんや利用者さんから物をいただくことは禁止されています。
　この事例では、分娩に立ち会い、今後の母乳育児に関しての看護学生としての情報提供という姿勢は妥当でしたが、根拠に薄く、その上、O さんのお誘いに対して戸惑うことなく、ジュースを頂戴し、ともに飲んでしまっています。
　看護学生としての判断はどのように考えれば良いのでしょうか。

　一般的に、患者側は医療側から治療や援助を受ける立場にあるため、医療者－患者関係は知識や技術からみて非対称な関係にあるとみなされています。
　そのために、患者側は治療費などを負担し、医療経済的には**対価交換**（治療や援助に見合った支払い）が成立しています。
　とはいえ、患者側の多くは「診てもらった」「治してもらった」と考え、この O さんの場合には「お産の時に助けてもらった」という「恩義」の意識があるために、治療費や分娩費用を払うだけではなく、患者側として「看護学生さんに何かお礼をしたい」という気持ちになります。患者側は一般的にお茶菓子からジュース、お酒、商品券や現金に至るまで、その恩義の内容はそれぞれです。
　しかし、医療者－患者関係には一律に治療や援助を提供すること、受けることが決

められており、恩義によってその治療や援助の質に不平等があってはなりません。

そして、患者側から恩義を物や現金として受け取ることによって、医療者側に二つの問題が考えられます。

1点目は、医療者としてのモラルです。

今回の学生Bさんであれば、学生として学習の一環として受け持たせていただいたというだけで、学生側にも十分な利得が受けられているはずです。

就職しても、さまざまな治療、検査、看護の経験を積ませていただくことだけでも看護師としての大きな利得になるでしょう。

2点目は、恩義の重さを物品として受け取ることの曖昧さと誤解による波紋です。ジュースだったら受け取るが、100万円だったら受け取らないといい切れるでしょうか。

金品はもとより、ごくささいな物であっても贈与は贈与であり、受け取ってしまえば、どれも等価です。

また、その周囲の患者さんやスタッフに誤解を招くことは十分考えられ、さらにはその患者さんご本人にさえ、次のような誤解を生じさせることが考えられます。

「物をあげたから優しく援助してくれるんだ」

「あの患者さんは差し入れしていたから、看護師さんからよくされているのよ」

このように、患者側は心身ともに日常とは異なる状況に置かれることにより、さまざまな心理状態に陥ります。

気持ちよく、ケアを提供する、また怪我や疾病からの回復やよりその人らしい生活への行動変容こそが看護者としての喜びであり、援助をする者の醍醐味と考えていきましょう。

また、患者さんにとって、ベッドは寝室であり、リビングであり、ダイニングであり、時として仕事場でもあります。

患者さんのベッドに座ることは、その方の領域を侵し、医療者としての立場を逸脱してしまいます。

患者さんに勧められても、患者さんの気持ちを受けとって、物やお金は受けとらないよう根拠を持って、言葉を選んで、「NO」を表現できる看護師になって欲しいと思います。

3 患者さんとの接し方

理解を助ける関連情報

【引用文献】
1）日本看護倫理学会　臨床倫理ガイドライン検討委員会
医療や看護を受ける高齢者の尊厳を守るためのガイドライン（2015年）

▲再現ドラマはこちらから

❗ 患者さんの呼び方は注意しなくてはいけない

　看護学生のCさんは老年看護学実習で80歳代の女性の患者Pさんを受け持つことになりました。Pさんは散歩のような歩行はできますが、既往に認知症があり、発する言葉数が少なく、Cさんが話しかけると頷いたり首を振ったりのジェスチャーで反応します。また、Pさんは認知機能の低下により、着替えや食事など身の回りのことが介助がないとうまくできません。

　実習2日目になり、他の学生たちは患者さんと会話が弾んでいるようですが、PさんはCさんが聞いたことにしか反応してくれないため、Cさんは「うまくPさんと関係性が築けない」と悩み始めてしまいました。自分も他の学生のようにPさんと楽しく過ごしたいと考えたCさんは、「そうだ、Pさんは下の名前がえみこさん（仮名）だから、これから『えっちゃん』って呼んでもいいですか」とPさんに聞きました。Pさんは、ほほえんで頷きました。
　それからCさんはPさんに「えっちゃん、おはよう」「えっちゃん、散歩行こうか」と声をかけるようになりました。あだ名で呼ぶようになると同時に敬語も減り、他の学生の前でも「私、えっちゃんって呼んでるんだよ」と、得意げです。あだ名で呼ぶことでPさんと仲良くなれている気持ちがしました。

　実習5日目にPさんのご家族である娘さん、息子さんが二人で面会に来られました。Cさんは初対面のご家族に「えっちゃんを受け持っている学生のCです。実習の時間は身の回りのお世話を私がしています。ね、えっちゃん、仲良しなんだよね」と挨拶しました。Pさんのご家族は「母のことを『えっちゃん』と呼んでいるんですか」と一瞬驚いた表情を見せ、二人で顔を見合わせていました。

患者さんとの接し方

　ご家族は面会を終えて帰る時に、廊下に出てCさんを呼びました。「母は今は認知症になって自分のこともうまくできなくて子供のように見えるかもしれませんが、とてもしっかりした人だったんです。父が若くして亡くなったので、母一人で働いて私たちを育ててくれました。親しみをこめて母のことを呼んでくれるのは嬉しいけど、母の気持ちはわかりませんが、ごめんなさいね」といい、悲しそうな表情を浮かべて帰りました。
　Cさんは恥ずかしく、申し訳ないような気持ちになってしまいました。「私は今のお世話が必要なPさんのことしか見えていなかったかもしれない。Pさんやご家族に失礼な呼び方だった」と反省しました。

解説

　患者さんに対して、あだ名や「おとうさん」「おかあさん」「おじいちゃん」「おばあちゃん」など呼ばずに「○○さん」と敬意を持って正しく呼びましょう。
　医療や看護を受ける高齢者の尊厳を守るためのガイドライン[1]の中で、「理由なしに高齢者をちゃんづけや愛称で呼ばず、その人の名前を呼ぶ」ことが明記されています。ガイドラインの中では「**患者の尊厳**を意識せず見下した関係に置くことは、患者その人を軽視したケアにつながりかねません。患者と看護師との平等な関係は、患者の呼び方から始まることを意識し関わる必要性があります」とあり、このことは高齢者に限らず、どの年代の患者さんにもあてはまります。
　また、正確な名前を呼ばないことによって、患者間違いなどの重大な事故につながる可能性があることも忘れないようにしましょう。

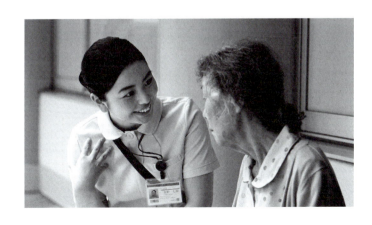

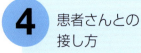

理解を助ける関連情報

医師法　第17条（医師の業務）
民法　　第709条（不法行為）

むやみに治療情報を直接患者さんに伝えてはいけない

　看護学生のDさんは、胃がんの手術を受ける患者Qさんを受け持つことになりました。Dさんは、Qさんの病気に関する情報収集を行い、それをもとに学習を進めていきました。
　そして手術当日、DさんはQさんとともに手術室に入り、見学をすることになりました。

　Qさんが手術室に入る時、Dさんは「頑張って下さいね」と励ましました。
　Qさんは、「Dさんが一緒に手術室に入ってくれるから心強いわ」と涙を浮かべながらいいました。
　Dさんは、自分を信頼してくれているQさんの言葉をとても嬉しく思い、Qさんのために自分ができることは何でもやりたいという気持ちになりました。

　術後数日たったある日Qさんが、「Dさんは、私の担当だから私の病気のことはよく知っているわよね。手術にも入ったのよね。手術の結果、他に悪いところはなかったの？」とDさんに尋ねました。Dさんは、「自分の知っている限りだと他に転移はありませんでした」とQさんに伝えました。その会話を同室で他の患者さんのケアをしていた指導者が聞き、Dさんをナースステーションに連れてきて教員に報告しました。

解 説

　現代の医療の場では、病名を本人に伝えることが多いです。それは治療への協力という点では欠かせないという考えになってきたためです。しかし、がんなどの悪性疾患の場合、家族の意向で本人に**告知**しないこともあります。患者さんにはどのような説明がなされているのかを事前に情報収集しておく必要があります。受け持ち患者さんの情報を収集する際には、医師から患者さんに病状や治療についてどのように説明してあるのか確認しておきましょう。またその情報の記載が診療録などにない場合は、指導者に確認しておく必要があります。

　患者さんは、学生が自分の医療情報を知っていると認識しています。よって時には、病気の詳細を知りたい患者さんが病気についての情報を学生から聞き出そうとすることもあります。患者さんから病気や治療に関する質問を受けた時は、学生個人の判断で説明することはせず、自分は学生でよくわからないこと、質問があった内容を看護師に伝え、改めて医師や看護師から説明してもらうように伝え、いったん席を外す方がいいでしょう。またその状況を指導者に伝え、適切に対応してもらうことが必要です。

5 患者さんとの接し方

理解を助ける関連情報

医師法　第17条（医師の業務）
民法　第709条（不法行為）
日本看護協会　看護職の倫理綱領（2021年）
　5　看護職は、対象となる人々の秘密を保持し、取得した個人情報は適正に取り扱う。

医師から説明されていること以外の情報を患者さんに話してはいけない

　看護学生のEさんは、正常分娩後当日の初産婦Rさんと新生児Sちゃんの受け持ちとなりました。実習2日目には、Rさんと良好なコミュニケーションが取れるようになり、育児で困っていることを打ちあけてくれるようになりました。Rさんは母乳で育てたいと考えていますが、授乳の時にSちゃんが寝ていることが多いために、なかなか授乳がうまく進みません。自分のやり方が悪いのではないかと悩んでいるようです。

　実習3日目の午前中Sちゃんが採血検査を受けたところ、早発黄疸との診断がされました。NICU（neonatal intensive care unit）に入院して治療が始まる予定です。Eさんは、SちゃんがNICUに入院することを助産師から聞いたので、Rさんの心配ごとを共有するつもりで、授乳中のRさんに付き添いながら、「Sちゃんは入院になりますが、元気になって帰れるといいですね」と話しかけました。
　するとRさんはその言葉に驚き、「この子、入院になるんですか？　採血をするとは聞いていましたが、そうなんですね、私がちゃんとできなかったことがいけなかったですね」といい、落ちこんだ表情で泣き始めました。

　その時ちょうど、主治医がSちゃんの採血結果と入院に関する説明を行うために、病室を訪れました。主治医の後を追って、指導者も説明に対する受け止めを確認しようと訪室しました。
　指導者は治療の内容を正しく理解されていることを確認した上で、EさんからSちゃんの入院についての話が耳に入り驚かせてしまったことをEさんと一緒に謝罪しました。

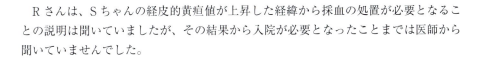

　Rさんは、Sちゃんの経皮的黄疸値が上昇した経緯から採血の処置が必要となることの説明は聞いていましたが、その結果から入院が必要となったことまでは医師から聞いていませんでした。

　インフォームド・コンセント（informed consent）とは、患者さんとその家族が、医師や医療チームからの正しい情報提供に基づいて、病気、検査、治療の内容を十分に理解し、その上で判断や意思決定が行えるように支援する考え方のことです。正常に分娩を終えた患者さんとその新生児であったとしても、その経過で生じる正常からの逸脱に対して医療従事者は注意深く観察を行い、治療や処置が必要となる場合は必ずインフォームド・コンセントによる患者さんの意思決定支援が必要となります。処置や治療に関する説明は原則として医師から患者さんへ伝えられます。看護職者は、医師から説明された内容が正しく理解されるよう支援します。この順序が守られず、患者さん（家族）にとって医師から説明を受けていない内容を看護職者から聞いてしまうことで、医療職者への不信感を抱くことにもつながります。

　また、保健師助産師看護師法によると、看護師の役割は、「診療の補助」と「療養上の世話」です。患者さんの療養上の世話をする中で患者さんと接する時間が多い看護職者は精神的な状況も把握するために専門的視点から患者さんに合わせた関わりを行います。
　Eさんは、初めての育児を行うRさんの感じている不安について、よく気づくことができていました。EさんとRさんとの間にある信頼関係は、支援を行う上でなくてはならない大切なものです。RさんもEさんを安心して受け入れてくれています。この場面においても、Eさんにとってはいつも通り、Rさんに付き添いながら何気なく会話したものでした。しかし、Sちゃんが入院するという情報は、治療に関わる情報であることに気づけませんでした。

　入院生活において治療予定の変更や、新たな治療が必要になった場合は、学生が直接伝えるのではなく、まず医師から患者さんにどのような説明がされたかを必ず確認しましょう。その上で、患者さんの受け止め方を確認しましょう。患者さんが状況を受け止めることが難しい場合には、状況に合わせてどのような支援を行うことが可能かを指導者へ相談し一緒に対応策を考えていけると良いです。

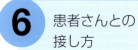

6 患者さんとの接し方

理解を助ける関連情報
医療法 第1条の4 第1項（医師等の責務）

点滴中は点滴ルートの観察を怠ってはいけない

事例1

看護学生のFさんは、母性看護学実習でTさん（20歳代女性）を受け持ちました。

Tさんは帝王切開術をして2日目であり、左前腕に静脈内点滴注射を留置しています。創部と腟からの出血が3000 mLと多いため、ふらつきなどの貧血症状が強い状況です。トイレに行く時は看護師の介助のもと車いすを使うことになっています。
　Fさんが朝のご挨拶のためにお部屋に伺ったところ、Tさんが「トイレに行きたいのでお願いします」といいました。そこで、Fさんは車いすを用意して、指導者とともにベッドから車いすへの移乗を介助しました。
　Tさんが車いすに移動し、姿勢が整ったので、Fさんは車いすの操作を気にしながらトイレに向かおうと車いすを前に進めました。その時、点滴ルートが車いすの車輪に引っかかったまま進めてしまったため、ルートが途中で切れてしまいました。

事例2

看護学生のGさんは、小児看護学実習で、気管支喘息で入院しているUちゃん（女児、2歳）を担当していました。
　Uちゃんは、治療のために24時間持続で静脈内点滴注射を左手背（ひだりしゅはい）に留置しています。Uちゃんは、Gさんと遊んでいる最中でも点滴の所が気になり、ずっと触っていじっていました。
　Gさんは、Uちゃんが遊びに集中すれば、気が紛れて点滴を抜くことがなくなるのではないかと考えて、一緒におもちゃで遊んでいました。その時、ベッドからおもちゃが落ちたので、Gさんはおもちゃを拾うために下を向いてベッドの下を探しました。おもちゃを見つけてUちゃんを見ると、その1、2分の隙にUちゃんはテー

患者さんとの接し方

プをはがして点滴ルートを自分で抜いていました。

解　説

事例1

　車いすに乗車している患者さんは、体調が悪いことが多いために、点滴ルートがあることまで気にできないことが多いです。そのため、車いす・ストレッチャーでの移動は常に患者さんの様子と点滴類の観察を怠ってはいけないのです。

　車いすに座った時点で、ルートの場所の確認や、ルートの長さ、刺入部、テープ固定などの観察が重要です。車いすの操作に気を取られがちだと思いますが、患者さんの付属物の観察も必要です。

事例2

　子どもは点滴をしていると、包帯やテープで固定されている箇所がとても気になります。また違和感が強いので、外そうとする傾向も強いです。そのため、少しの隙をみて、いつの間にか点滴が外れたりしないためにも、両手を使っての手遊びを実施したり、席を外す時や手が離れる時は、誰かに声をかけてからその場を離れるようにしましょう。

　子どもの症状に加えて、その年齢に応じた遊びを取り入れることで、子どもたちは点滴ルートに気を取られず過ごすことができるのです。点滴ルートに関わるトラブルを防げるようにしていきましょう。

COLUMN 1

▶点滴トラブル

・ストレッチャーの柵に挟まって点滴ルート接続部が外れる。

・患者がベッドの上で座位になった時、点滴ルートの上に座って接続部が外れる。

・患者が点滴棒を持たず立ち上がって歩き出した時、点滴ルートが外れる。

・清拭時、患者の体に挟まり点滴接続部が外れる。

※患者は自身の点滴まで気にできないことも看護の場面では多いと思われる。看護職は、常に患者の付属物には注意を払っていくことが必要である。点滴トラブルもその一つであり、一つ一つ丁寧に観察していくことが大切である。

13

7 患者さんとの接し方

理解を助ける関連情報

医療法　第1条の2　第1項（医師提供の理念）
日本看護協会　看護職の倫理綱領（2021年）
　1　看護職は、人間の生命、人間としての尊厳及び権利を尊重する。

患者さんに「ダメ」といってはいけない

　看護学生のHさんは、母性看護学実習で出産後のVさん（20歳代、経産婦）を受け持っています。今回、Vさんは二人目の出産で、上の子は4歳です。Vさんは正常分娩で、産後の経過は順調です。Vさんと出生したWちゃんは、出産後から母児同室しています。Hさんは、Vさんご夫婦の分娩に立会い、分娩時からVさんの状況に合わせたケアを考え実践しています。HさんとVさんは年が近いこともあり、話もはずみ、VさんはHさんに親しみを持って接して下さり、Hさんは緊張することなく、Vさんと良好な関係を築いています。

　産褥（さんじょく）4日目、Hさんは退院後の生活についてVさんにお話をすることになりました。Vさんは、4歳の上の子とWちゃんの育児をすることに不安を抱いています。夫は仕事が忙しく、両親に協力を求めることも難しい状況であり、平日はほとんど一人で子ども二人をみなければなりません。Hさんは具体的な不安の内容をVさんに尋ねました。Vさんは、「いろいろ不安ですが、ちょっとゴミ出しに行く時や、幼稚園のバス乗り場まで上の子を連れていく時に、あまり良くないとは思うのですが、Wちゃんを置いて出かけるのってどうなのかなぁ」といいました。Hさんは、とっさに「Wちゃんを一人にするのは、ダメですよ」といいました。Vさんの表情が硬くなり、困惑した様子でした。その場面に立ち会っていた指導者が、Vさんにその後十分な説明を行い、対応をしました。

　退院指導後、指導者から報告を受けた教員が、Hさんに事情を確認し、振り返りを行いました。

14

患者さんとの接し方

解説

　出産後の方は、退院後の生活について、何らかの不安を持っています。特にお子さんとの生活に関して不安を持つことは一般的です。初産婦の場合には、初めての育児に対する不安であり、経産婦の場合には、上の子と新生児の育児を一緒に行うことへの不安や上の子と出生した子との関係性、上の子の退行現象などに不安を抱くことも多くあります。

　Vさんは、Wちゃんが二人目の子どもであり、育児技術面はそれほど心配していないでしょう。しかし、4歳の上の子とWちゃんの二人の育児を一人で行わないといけないことで不安が募っています。一方で、上の子の子育てをしてきているので、Vさん自身の子育てに対する考えや思いを尊重することも大切です。

　Wちゃんを一人にすることは、事故防止の観点から、決してしてはいけないことであるため、Hさんの「Wちゃんを一人にするのは、ダメですよ」という発言は間違いではありません。しかし、Vさんの発言から、Wちゃんを置いて出かけることについて、あまり良くないとは思うのですが、との前置きがあり、Vさん自身もいけないことである認識を持っていることがわかります。「ダメですよ」といわれたことで、自分の考えを否定されたと受け取り、二人の子育てに自信を失ってしまう可能性も考えられます。

　まずは、Vさんの発言に共感し、大変な状況で退院後は育児を行っていかなければいけないことに理解を示す必要があるでしょう。その上で、Wちゃんの安全が確保され、またVさんが自分の思いも尊重しながら子育てできるような方法を一緒に考えていく姿勢が大切です。どのように回答するのが適切だったのかを各自で考えてみましょう。

8 患者さんとの接し方

理解を助ける関連情報

日本看護協会　看護職の倫理綱領（2021年）
1　看護職は、人間の生命、人間としての尊厳及び権利を尊重する。
9　看護職は、多職種で協働し、よりよい保健・医療・福祉を実現する。

学生の判断で勝手に受け持ちの患者さんに指導パンフレットで指導をしてはいけない

　看護学生のIさんは、50歳代女性の乳がん手術後の患者Xさんを受け持っていました。

　Xさんは乳がんの再発予防のため、術後補助療法として薬物療法を行うと説明を受けていました。Xさんは治療に対して、「手術前の治療説明では、術後にホルモン剤をやると聞いたから不安なんです」、「知り合いがホルモン剤治療をしていて、副作用が辛いといっていました」と不安な思いを話されていました。

　Iさんは、Xさんにとって不安の最大の要因はホルモン治療に対する知識不足だと考え、治療を不安なく受けることができることを目標とし、看護計画を立案しました。計画には、薬剤の副作用や生活上の注意点を説明することを実施項目としました。

　実習病棟の看護師は、製薬会社が作成したパンフレットを使用して患者さんへの内服指導をしていたため、Iさんも病棟に置いてあったパンフレットを使用して指導を行おうと計画を立てました。しかし実際には、Xさんは異なる治療薬を使う予定だと指導者から指摘されました。

解 説

　がん治療の薬物療法では、「個別化医療」、「プレシジョン・メディシン（直訳すると精密医療）」といって、患者さんの体質や病気のタイプに合わせて治療を行います。そのため、病理などの検査結果を統合して治療方法が決まります。ここでは、学生Ｉさんは患者さんの言葉から、術後補助療法の薬物療法はホルモン剤治療と思い込んで薬物の違いに気づかずに指導を行おうとしています。患者さんが医師から治療内容や薬剤名、治療スケジュール、代表的な副作用についてどのように説明を聞いているのかを把握し、正確な治療内容を確認することがとても大事です。例えば乳がんのホルモン剤といっても、何種類も薬剤があります。患者さんに処方される薬剤が何であるかを確認しないと、間違った薬剤を指導することになり患者さんの不安を増長させることもあります。

　既存の資料の取り扱いに関して、製薬会社が作成したものだから内容に間違いがないとか、実習病棟で管理されている資料だから安心して使えると思わずに確認が必要です。何年に作成されたものか、学会のガイドラインの最新の情報に沿っているのかなど、内容を確認することが大事です。担当医や指導者に確認してから、患者さんに使用するようにしましょう。

　また、**患者さんに指導**する際には、事前に学生同士で読み合わせを行うことや、指導練習に立ち会ってもらうと良いでしょう。言い回しや言葉づかいなど患者さんに伝わりやすい指導とはどういったものかに気づくことができ、より効果的な指導について大いに学ぶこととなるでしょう。

9 患者さんとの接し方

理解を助ける関連情報

保健師助産師看護師法
　第5条（看護師の業務）
　第31条（非看護師の業務禁止）

学生の判断で勝手に受け持ちの患者さんに口頭での指導をしてはいけない

　看護学生のJさんは、消化管センターに入院中の胃がんに対して胃切除術を受けたYさんの受け持ちをすることになりました。

　Yさんは食べることが大好きで、術後の食事制限について心配があると聞いたため、Jさんは指導者と相談し、退院後の食事指導の準備をしていました。

　事前に胃切除術後の食事制限について確認をしてきたJさんは食事指導に必要な情報収集をするために、ベッドサイドでYさんとコミュニケーションを取っていました。その時に、Yさんから「甘いものが好きなんだ。食後のデザートって食べていいのかな」と質問がありました。Jさんは調べてきた避けた方が良い食品ではないと考えて「大丈夫だと思いますよ」と答えました。

　翌日、Jさんは情報収集した患者さんの好みに合わせて退院後の食事指導パンフレットを作成したため、指導者に確認してもらいました。ダンピング症候群の予防方法について指導を受けている際に1回の食事量の制限や間食（おやつなど）の必要性を学び、食後のデザートについてYさんと話したことを思い出して指導者に伝えました。

　Yさんに確認すると配膳された食事のほかに追加してお菓子を食べていましたが、ダンピング症状は出現していませんでした。指導者からダンピング症候群の説明文と、1回の食事量を減らして1日の食事回数（間食含め）を増やすことなどをパン

フレットに追加して、指導者とともに指導することになりました。

解 説

　患者さんとのコミュニケーションの中で質問される場面は多くあります。その場で答えることができると良いですが、術後で食事制限があったり、食事方法など指導が必要な患者さんだったり、患者さんの疾患によって指導内容が異なります。今回のように口頭で指導した結果、状態が変化した場合は新たに薬剤投与が必要になることもあります。

　間違った情報を伝えることで患者さんが混乱することもあるため、正しい知識をもとに指導者の支援を受けながら治療に沿った指導を行っていくことが大切です。

　患者さんからの質問があった時に、伝えていいのかな？　と迷った場合は、自分が調べてきたことを伝える前に指導者や担当看護師へ確認しましょう。

10 患者さんとの接し方

理解を助ける関連情報

民法　第206条（所有権）

❗ 患者さんの私物のティッシュを勝手に使ってはいけない

　看護学生のKさんは老年看護学の実習中です。受け持ちの患者さんは、腰椎圧迫骨折の治療のために入院中です。

　Kさんは患者さんの食事介助を実施するために、食事をオーバーテーブルにセッティングしようとしていました。その際に、汁物を患者さんのオーバーテーブルの角にぶつけてしまい、患者さんのベッド周囲の床に少量こぼしてしまいました。Kさんはこぼした汁物をふき取らなくてはならないと思い、慌ててオーバーテーブルにあった患者さんのティッシュ箱からティッシュを取り出し、こぼれた汁物をふき取ろうとしました。その時、傍で見守っていた教員から「患者さんの私物であるティッシュを勝手に使用してはいけません」と注意を受けました。Kさんと教員はその場で患者さんに謝罪しました。

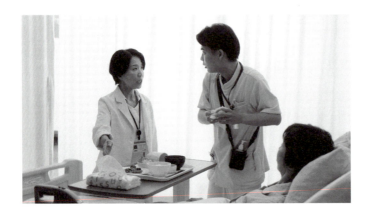

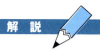

解説

　入院中に日常生活を送る上で必要とされる物品は「患者さんの私物」となります。今回のケースでは、食事介助を行う際にオーバーテーブルに食事をセッティングしようとしたのはKさんであり、Kさんの不注意でベッド周囲という患者さんの生活空間内に汁物をこぼし、ふき取る作業が生じました。患者さんの事情でなく、Kさんの不注意で生じたケースであるため、患者さんの私物であるティッシュを勝手に使用することは避けましょう。

　では、患者さんの許可が得られれば使用しても良いのかという問題が生じます。今回の事例では、ティッシュを使用する原因を作ったのが患者さん自身ではないことから、患者さんの許可が得られたとしても患者さんの「私物」を使用することは避けましょう。そのため、汁物をこぼした時点で指導者か教員にどのように対処したら良いのか確認をすることが大切です。その他にも、ベッドサイドでの足浴や手浴を実施している最中にお湯がはねてしまった、もしくはこぼしてしまったなどのケースも同様です。ケアの最中にお湯がはねてしまうことを想定し、あらかじめ新聞紙や防水シーツなどの敷物の準備をしておくようにしましょう。

　実習中、患者さんのケアを行うにあたり学生自身の不注意で生じた問題に対しては、一人で対処しようとせずに、必ず指導者や教員に報告、相談することを心掛けましょう。

11 患者さんとの接し方

理解を助ける関連情報

なし

❗ 患者さんの入れ歯を ティッシュに包んでおいてはいけない

　看護学生のLさんは急性骨髄性白血病で化学療法中の80歳代の男性Zさんを受け持ちました。
　Zさんは化学療法7日目です。化学療法による貧血からめまいや嘔気が出現しています。そのため、食事のセッティングや歯磨きは看護師が介助をしています。

　実習8日目です。Lさんは昼食を終えたZさんを車椅子で洗面所へ連れて行き食後の歯磨き介助を行いました。
　Lさんは、歯磨きを終えたZさんから「ちょっと今は、入れ歯していると気持ち悪くなっちゃうな。外しておこうかな」との訴えがあったので、Lさんは「じゃあ、入れ歯ケースを持ってきますね」と部屋に戻ろうとしましたが、Zさんは、「いいよ、いいよ、このティッシュに包んでポケットに入れておいて」といわれました。Lさんは入れ歯に触れるのは初めてでしたが、いわれた通り入れ歯をティッシュペーパーに包み、Zさんの病衣の胸ポケットに入れました。

　16時、担当看護師はZさんが入れ歯を装着していないことに気がつきました。Zさんに入れ歯の保管場所を聞いても覚えていません。消灯台やベッド周囲にもありません。そのやり取りを聞いていたLさんは、担当看護師に「昼食の時にティッシュに包んだ入れ歯を病衣の胸ポケットに入れました」と伝えました。Zさんは午後に着替えたため、病衣は既に一斉回収されて地下の洗濯室に移っていました。それから、担当看護師が洗濯室まで出向き、2時間かけて病衣の胸ポケットを捜索し入れ歯を発見しました。

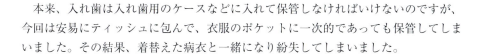

　本来、入れ歯は入れ歯用のケースなどに入れて保管しなければいけないのですが、今回は安易にティッシュに包んで、衣服のポケットに一次的であっても保管してしまいました。その結果、着替えた病衣と一緒になり紛失してしまいました。

　入れ歯は本人に合わせて作るため、オーダーメイドで非常に高価な物です。一度なくしてしまうとすぐに準備できるものではありません。そして、入れ歯を装着しないと食事を楽しめないばかりか咀嚼(そしゃく)ができないことから誤嚥(ごえん)の危険性が高まります。また、話しにくさから会話や人とのコミュニケーションに影響してしまうのです。このように、入れ歯は生活に欠かせない身体の一部のようなものです。取り扱いには十分注意しましょう。

　今回の事例のように臨地実習ではわからないことや判断に困ることがあると思います。そのような時は自己判断せず、指導者に必ず相談しましょう。
　信頼関係が構築されると患者さんから要望が増えてきます。わからないまま行うと重大な事故や貴重品の紛失につながるため注意しましょう。

12 患者さんとの接し方

理解を助ける関連情報

日本看護協会　看護職の倫理綱領（2021年）
　3　看護職は対象となる人々との間に信頼関係を築き、その信頼関係に基づいて看護を提供する。

沈黙をむやみにさえぎってはいけない

　看護学生のMさんは、統合失調症で40歳代のAさんを受け持ちました。
　Aさんは20代に入る頃に発症し、3回ほど入退院を繰り返しています。初回の挨拶では緊張した様子でしたが、次第に笑顔で好きな芸能人や読み物、作業療法での活動についてお話しするようになりました。実習4日目までには、Aさんが統合失調症を患ったことについて、唯一の家族である母親について、退院についてなど、疾患や今後の生活に関わる情報を得たいと考えていました。さらに、週明けには学生による患者さんの全体像の発表会が設けられており、そのことも気になっていました。

　4日目の午前、作業療法の合間にMさんはAさんに「お母さんとは仲が良いのですか」と切り出しました。Aさんの表情は柔らかいままでしたがなかなか話し出さず、そのままプログラムが終了してしまいました。Mさんは「返事はなかなか返ってこなかったけど、嫌そうではなかった。今度はゆっくりと話を聞ける静かな場面で聞いてみよう」と考え、午後になって病棟の隅にあるソファーで話をしました。Mさんは「今後退院したらどのように生活をしていくか聞かせてください」とAさんに尋ねましたが、Aさんは答えてはくれませんでした。焦ったMさんは質問を変えましたが、次第にAさんの表情はこわばっていきました。
　5日目、Mさんはこの場面を教員と振り返り「聞いてはいけないことを聞いてしまって、Aさんを傷つけてしまったのではないか」と泣き出してしまったのです。

　一方、Aさんは指導者に「Mさんに家族のことや病気のことを質問されたんだけど、何を話そうか考えていたら、別の質問をされて。でも、何を話したらいいのか思いつかなくて。看護学生さんのお役に立つって大変なんですね」と打ち明けていました。

解説

　普段誰かと話をしている時に、沈黙の時間が流れることはありますか。皆さんにはあまり経験がないかもしれません。このような沈黙が起きた時、皆さんにはどのような考えが頭に浮かぶでしょうか。

　きっと「言い方が悪かったのかな」「聞いてはいけない質問をしてしまったかな」「嫌われてしまったかも」などと、焦りや不安な気持ちが起きると思います。そのため、質問を変えて再度質問をしたり、慌てて話題を変えたりすることが多くあります。

　しかし、会話の中の**沈黙**の時間は、**精神疾患**を持つ人、あるいはその他の病気に罹り不安で辛い思いをしている人にとっては、とても大切な意味を持つ時間でもある、ということを理解して欲しいと思います。

　また、病を持つ人にとって、病や家族、生い立ちのことなど、自分自身の根本を見つめて言葉にすることが難しいことであることも踏まえておきましょう。

　統合失調症を代表とする精神疾患を持っている患者さんは、問いかけに対してすぐに答えることができるとは限りません。相手の話を聞いて理解し、自分の考えをまとめ、話し始めるまで、どうしても時間がかかります。これは、幻覚・妄想といった陽性症状の影響で実際に応じるべき会話に集中できないことや、情報処理の能力が低下しているために起こると考えられます。もし、この状態にある患者さんに、なかなか返事がないから、と別の質問をしてしまうと「待ってもらえなかった」という気持ちが生じることもあるでしょう。

　また、これとは別に、雰囲気や表情の変化から患者さんの「答えたくない」という気持ちを感じたら「答えづらい質問をしてしまってごめんなさい」「○○さんのことを知って、援助したいので質問をさせて頂きました」など、謝罪をしたり、その質問の意図を丁寧に説明したりしましょう。これで、互いの「知りたい」という気持ちと「答えづらい」という気持ちを理解することにもつながるでしょう。

　ぜひ、自分が感じている焦りや不安な気持ちに向き合い、時間をとって沈黙を活用できるように対話の場面を設定してください。また、言葉にできない思いは表情や態度やしぐさとして現れます。お話しする時は五感をフル活用しましょう。ゆったりとした時間や雰囲気を作ることで、患者さんにも安心感が生まれます。長い沈黙の後に、重要なお話が聞けることも多いのです。

13 患者さんとの接し方

理解を助ける関連情報

医療法　第1章　総則
　第1条の4　第2項
日本看護協会　看護職の倫理綱領（2021年）
　1　看護職は、人間の生命、人間としての尊厳及び権利を尊重する。
　4　看護職は、人々の権利を尊重し、人々が自らの意向や価値観にそった選択ができるよう支援する。

「自分にとっての当たり前」を押しつけてはいけない

　看護学生のNさんは、統合失調症で入院しているBさんを受け持つことになりました。

　Bさんは40歳代の女性で、大学2年生の頃から家に引きこもるようになり、そのまま中退しています。20歳代後半に統合失調症と診断されてから入退院を繰り返し、これまでに定職に就いたことはありません。Bさんはずっと母親と二人暮らしでしたが、半年前に母親が急逝したことをきっかけに薬の管理ができなくなり、幻聴や妄想が悪化したため、3か月前に7回目の入院となりました。入院直前のBさんの家はゴミで溢れかえっていました。

　受け持った時のBさんは、病棟ホールで他の患者さんと談笑したり、毎日散歩に出るなど落ち着いて過ごしているようにNさんには見えました。一方でNさんは、Bさんのベッド周りが自宅から持ち込んだ物で溢れている様子が気になっていました。Bさんは4人部屋で、同室の患者さんから掃除をするようにいわれていましたが、Bさんは「ごめんね、今度やるから」といいながら、片付ける様子は見られませんでした。

　受け持ちから3日後、Nさんは「幻聴や妄想は落ち着いているようだし、日中の活動も増えている。なぜ片付けをしないのだろう？　退院後は一人暮らしになるかもしれないし、身の回りのことを自立してできるようになってもらわないと！」と考え、思い切って「Bさん、今日は私と一緒に部屋の中を綺麗にしませんか？　きっ

とスッキリしますよ！」と声をかけました。しかしBさんはうつむきながら「うーん……今日はそういう気分じゃないから。また今度ね」といい、ベッドに潜りこんでしまいました。

Nさんは「せっかくBさんのために考えたのに……」とモヤモヤした気分になり、教員に「Bさんがどうしたらベッド周囲を片付けられるようになるのか、どのように関わったら良いのか」と相談しました。

解　説

NさんがBさんの抱える統合失調症の状態をアセスメントし、今後の生活を想像して、なんとか行動変容を促したいという考えは間違ってはいません。しかし、NさんはBさんに関わる上で、二つの視点が抜けてしまっています。

① Bさんがなぜ片付けをしないのか、その理由を「本人」から聴いていない

Bさんの状況を改めて振り返ってみましょう。「ずっと家に引きこもり、母親と暮らしてきた」、「約20年の間に7回入退院を繰り返している」、「母親が亡くなってから薬の管理ができなくなったり、家がゴミで溢れている」。これらの情報からだけでも、Bさんがこれまで薬の管理をはじめ、家事などを行ってこなかった可能性が考えられます。「片付けない」のではなく「片付け方がわからない」という可能性もあるのではないでしょうか。また、ずっと一緒に暮らしてきた母親と急に死別したBさんにとって、ベッド周りにある物はBさんにとっての安心材料であり、独りになった孤独感を埋める大事な存在なのかもしれません。

② Bさんはこれからどうしていきたいのか、「本人」の思いを聴いていない

Nさんは「退院後、Bさんは一人暮らしになるかもしれない」と考えていますが、実際にBさんはどのような考えでいるのでしょうか。そこまで考えられない回復段階かもしれませんし、Nさんとは全く違う未来像を描いているかもしれません。もし、Bさんの考えを知らないまま片付けや自立を促しても、Bさんにとって「それは必要ない」という考えであれば、Nさんの関わりは押しつけとなってしまいます。

Nさんの目に映る「状態」や「行動」だけでなく、Bさんは入院するまでどのような体験をして、どのような思いで今過ごしているのか、これからどうしていきたいと思っているのか、Bさん本人の「思い」に関心を寄せて、ご本人から話を聴くと、言

動の背景を知ることができるでしょう。看護の対象を理解しようとすることはケアの第一歩といえます。

　私たちは看護職として「患者さんの回復はこうあることが望ましい」という看護観や、一人の人としての「常識・当たり前・ふつう」という価値観をそれぞれに持っています。それ自体は否定するものではありません。しかし時に、その価値観を無意識のうちに患者さんに押しつけてしまうことがあります。今回のケースでは、Bさんの意思を尊重しつつNさんの考えも伝え、片付けについて一緒に考えられるよう働きかけることができれば、それはBさんにとっての「自分の回復に必要なケア」につながります。NさんもBさんの変化から看護職としての自分の成長を感じられるでしょう。

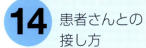

14 患者さんとの接し方

理解を助ける関連情報

日本小児看護学会　改訂版 小児看護の日常的な臨床場面での倫理的課題に関する指針（2022年）
　倫理原則「誠実」：真実を告げることと嘘を言わない、あるいは他者を惑わさないこと
日本看護協会　看護職のための自己学習テキスト
看護職が直面する倫理的問題とその考え方
意思決定支援と倫理（3）子どもの意思決定支援
https://www.nurse.or.jp/nursing/rinri/text/basic/problem/

痛みを伴う処置・検査を受ける子どもに「痛くない」といってはいけない

　看護学生のOさんは、小児看護学実習で5歳の女児Cちゃんを受け持つことになりました。

　実習2日目、Cちゃんは、採血の予定があります。
Cちゃんが
「きょう、けんさあるんだって。いたいけんさなのかな？」とOさんに聞きました。

　Oさんは、Cちゃんが怖がり、採血が受けられなくなっては困ると思い
「全然、痛くない検査だよ」と答えました。

　Cちゃんは
「いたくないの？　ほんと？　よかったあ！」と安心した様子で笑顔になりました。

　しかし、採血後、Cちゃんから
「いたかった！　がくせいさんはうそつきだから、きらい！　もうおへやにこないで」
といわれてしまいました。

解 説

　Oさんは、Cちゃんに痛みがある検査であることを話すと「怖い」と検査を嫌がることや拒否されるのではないかと考えて「痛くない検査」と嘘をついてしまいました。

　採血、注射などの痛みを伴う処置や検査の前に、「痛くないよ」と教えられたにもかかわらず、実際の検査は「痛かった」ことにより、子どもの心は傷つけられることになります。このような関わりは周囲の人々との信頼関係を構築し人間関係を学ぶ時期の子どもの人格形成に影響を及ぼすことがあることを理解しておく必要があります。

　このような場面では、子どもの年齢にかかわらず、嘘や曖昧なことを伝えて納得させることがないようにすることが、**子どもの人権・尊厳**を守ることとなります。

　子どもに合わせた説明を考える上では、子どもの痛みの感じ方、とらえ方について、これまでの体験もふまえて家族から情報を得ることも必要です。

　また、処置や検査前のみではなく、終了後の子どもに対する関わりは不可欠です。痛みを伴う処置や検査を頑張ることができたことを称賛することで、子どもの自信につながる支援も小児看護の基本です。

15 患者さんとの接し方

理解を助ける関連情報

【引用文献】
1) American Academy of Pediatrics, Committee on Bioethics: Informed consent, parental permission, and assent in pediatric practice. Pediatrics, **95**, 314-317, 1995.

❗ 子どもに説明しないまま、処置・検査を行ってはいけない

　看護学生のPさんは、小児科外来の実習で、慢性的な腹痛を主訴として外来受診したDちゃん（7歳）を受け持ちました。レントゲン撮影の結果、大腸に多量の便が貯留していることがわかり、処置室でグリセリン浣腸を実施することになりました。
　Pさんは、看護師から「私は処置室で浣腸の準備をするので、Dちゃんを連れてきてください」といわれました。

　Pさんは、浣腸の説明をするとDちゃんが嫌がってしまい、処置室に連れていくことができないのではないかと考えました。そこで、「Dちゃん、溜まっているうんちを出しやすくするお薬があるから、一緒にあっちのお部屋に行こう」と伝えました。

　Dちゃんは、
「わたし、おくすりのむの、とくいだよ！」と笑顔です。

　Pさんは、
「すごいね、一緒にがんばろうね！」と励ましながら、処置室に連れて行きました。

　処置室に到着し、看護師が浣腸を準備しているところを見ると、
　Dちゃんは、
「おしりにおくすりをいれるの?!　こわいよ、ぜったいにいやだよ」といって泣き出してしまいました。

浣腸の処置後、Ｄちゃんは、下を向いていいました。
「どうして、ちゃんとおしえてくれなかったの？　おしりにいれるおくすり、すごくいたかったよ」
「もう、びょういんなんてだいきらい」

解　説

　浣腸の前に十分な説明がなかったため、Ｄちゃんは心の準備ができないまま処置を受けることになってしまいました。

　子どもには、処置や検査の説明を受ける権利があります。米国小児科学会（1995年）は、**インフォームド・アセント**の概念を説明しています[1]。インフォームド・アセントには、① 子どもが自分の状態について発達上適切な気づきを得られるよう助ける、② 検査や治療によって何が起こるか伝える、③ 子どもの理解、及び、子どもの反応に影響を与える要因をアセスメントする、④ 子どもが提案されたケアを受け入れる気持ちを引き出す、というステップがあります。

　つまり、Ｄちゃんは、「なぜ浣腸が必要なのか」「浣腸はどのように行うのか」「浣腸に伴う痛みや違和感はどのようなものか」などについて、発達に応じた説明を受ける権利があります。看護者は、説明に対するＤちゃんの反応をアセスメントし、浣腸を受けることに納得できるよう関わっていきます。

　認知機能やコミュニケーション機能が発達途上の子どもが処置・検査を受ける場合は、子どもの心の準備を整える**プレパレーション**が必要です。発達に応じて人形や実際に使用する物品などを用いて処置・検査についてわかりやすく説明します。感情表現の機会をつくり、どうすれば処置・検査を乗り越えられるかについて看護者が寄り添いながら一緒に考えることで、子どもの主体性を尊重しながら「頑張ろう」という気持ちを引き出していきます。また、家族へも十分に説明し同意を得ることで、家族の協力を得ながら子どものケアを行います。

　実習において、看護学生の立場では、子どもにどこまで説明して良いのか、また、どのように説明するべきなのか悩むことでしょう。子どもへの説明に関わる前に、教員や指導者に相談することが必須となります。

患者さんとの接し方

16 患者さんとの接し方

理解を助ける関連情報

医療法　第1条の2　第1項（医療提供の理念）
民法　第709条（不法行為）
日本看護協会　看護職の倫理綱領（2021年）
　1　看護職は、人間の生命、人間としての尊厳及び権利を尊重する。
日本小児看護学会　改訂版　小児看護の日常的な臨床場面での倫理的課題に関する指針（2022年）

子どものプライバシーを無視してはいけない

看護学生のQさんは、肺炎で入院したEちゃん（1歳2ヵ月）を受け持ちました。実習3日目、Qさんは、Eちゃんの清拭を計画して実施することになりました。

Eちゃんの病室は4人部屋で、各ベッドにカーテンがありますが、普段カーテンは開いた状態になっていました。Qさんはカーテンを開けたままで、無言でEちゃんのパジャマを脱がせて拭き始めました。清拭を始めた直後に担当看護師がカーテンを閉めました。Qさんは、初めての子どもの清拭であり清拭の間もEちゃんへの説明や言葉かけもなく実施していました。

終了後に担当看護師から、カーテンを閉めることとEちゃんへの説明や言葉かけをするように指導を受けました。Qさんは「Eちゃんは、1歳だから恥ずかしくないし、説明してもわからないと思っていました」といいました。

解説

子どもであってもおとなと同様に説明や**プライバシーの保護**は必要です。
小児看護学実習では、対象患者が子どもであることから「子どもだから」という思いこみで学生が援助を行う傾向がみられます。子どもが「恥ずかしい、イヤだ」といえない年齢の場合には特に配慮できていない場合があります。小児病棟では付き添い入院でない場合は、ケアや処置以外はカーテンが開かれています。なぜなら乳幼児の

33

子どもの病室ではナースコールを押すことができないために、安全管理の一つとしてカーテンを開けています。

　プライバシーの保護は、年齢や性別は関係ありません。また子どもへの説明も同様です。看護行為についての説明を受けることは**子どもの権利**です。またケアの際の子どもへの言葉かけは言語発達過程の子どもにとっては重要な発達を促す援助です。

　上記の内容は「児童の権利に関する条約」（1994年）で規定されている内容に準じて、入院治療を必要としている子どもや健康問題を持つ子どもにあてはまるものです。また、日本小児看護学会が作成した「改訂版 小児看護の日常的な臨床場面での倫理的課題に関する指針」において、小児看護の日常的臨床場面での倫理的課題の例として「守秘義務やプライバシー保護に対する意識の低さ」が提示されています。子どもを対象にする看護師は、倫理的感受性を高め、看護を実践する能力が必要とされています。

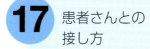

17 患者さんとの接し方

理解を助ける関連情報

民法　第709条（不法行為）
日本看護協会　看護職の倫理綱領（2021年）
　6　看護職は、対象となる人々に不利益や危害が生じているときは、人々を保護し安全を確保する。
日本小児看護学会　改訂版　小児看護の日常的な臨床場面での倫理的課題に関する指針（2022年）
　倫理原則「無害」：害や危険を避けること、危害を及ぼさないこと
日本小児科学会　医療における子ども憲章（2022年）
　3．安心・安全な環境で生活する権利

 乳幼児のいるベッド柵をおろしたら、一瞬でも子どもから目を離してはいけない、ベッドのそばを離れてはいけない

　看護学生のRさんは、小児看護学実習で川崎病のため入院中のFちゃん（女児・1歳2ヵ月）を受け持っています。Fちゃんは初めての入院で、面会終了時やベッドから家族が離れると、ベッド柵につかまり立ちをして、啼泣（ていきゅう）が激しい状況です。

　実習3日目、入院時高体温でぐったりしていたFちゃんは、治療により症状は改善してきました。Rさんは、ベッド柵を下までおろし、臥床しているFちゃんと玩具で遊んでいましたが、昼食の時間が近づいてきたため、オムツ交換の準備をしようと思いました。

　ベッド柵を下までおろしたまま、ベッドサイドを離れて、床頭台に入っているオムツとお尻拭きを取ろうと腰をかがめました。すると、ドンという音が聞こえて振り向くと、床にFちゃんが転落していました。

解説

　入院される乳幼児期の子どもには、ベッド柵の高さが調節できる乳幼児用ベッドを使用しますが、**ベッドからの転落**は、入院生活で起こりやすい事故です。

　子どもは、昨日までできていなかったことが今日できるようになるなど、日々成長・発達しています。また、認知発達として、危険予知能力の未熟さが特性としてあります。子どもにとって日常と異なる入院生活という環境や症状の回復は、身体的・心理的状態に影響し、思いもかけない行動を起こす場合があります。

　Rさんは、「そばにあるオムツをちょっと取ろうとしただけ。Fちゃんはまだ少し熱もあって横になっていたので、ほんの一瞬なら大丈夫かなと……まさかベッドから落ちるとは思わなかった」と振り返り話していました。

　Rさんは、Fちゃんがベッド上に臥床していたため、一瞬なら起き上がらないだろうと思い込み、ベッド柵を下げたままFちゃんに背を向けて目を離しました。子どもがいるベッドのそばを一瞬でも離れる時は、ベッド柵を最上段まで上げる行動を徹底することで転落を予防します。また、FちゃんはRさんが一瞬ベッドを離れた時、置いて行かれると思い、Rさんを探して後追いをしたのかもしれません。入院生活において、母子分離による不安や寂しさなど、Fちゃんの心理的状態について理解が不十分でした。

　ほんのちょっとした不注意や思い込みが、大きな事故につながります。まずは、子ども各々の発達段階や、入院生活によって日々変化する身体的・心理的状態を理解することが重要です。それに応じた危険を予測し、具体的な危険回避行動を考え実践して子どもの安全を守りましょう。

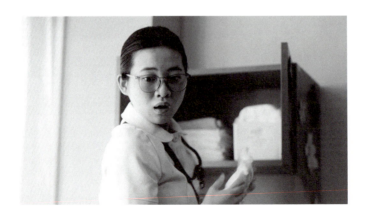

18 患者さんとの接し方

理解を助ける関連情報
感染症の予防及び感染症の患者に対する医療に関する法律
第6条　第6項（5類感染症）

小児の発疹を見逃してはいけない

　看護学生のSさんは、川崎病のため加療目的で入院した1歳児のGちゃんを受け持ちました。

　Gちゃんのお母さんから、
「ポツポツとした発疹が時々かゆいのか触っています。川崎病の発疹が早く良くなるといいです。お風呂はいつから入れますか」と聞かれました。

　Sさんは、
「そうですね。川崎病が早く良くなるといいですね。お風呂は明日から入れますので痒みが和らぐように綺麗にしますね」と返答しました。

　翌日、Sさんが実習にきたところ、Gちゃんが水痘を発症し、個室隔離となったことを聞きました。看護師から、「昨夜Gちゃんのお母さんからポツポツとした痒みのある発疹があることを学生さんに話しましたと伺っていますが、報告はしましたか？」と確認されました。川崎病の症状の一つの不定形発疹ではなく水痘だったんだと気づきました。

解説

　この事例ではＳさんはＧちゃんのお母さんから、発疹が増えて痒みがあることを聞いたにもかかわらず、川崎病の不定形発疹であることと、お風呂に入れないため痒みが生じていると思いこんでしまい、自分で発疹を確認せず、痒みが生じている発疹の状態を看護師に報告しませんでした。

　小児期は免疫機能が未熟であり、**感染症**に罹りやすい時期です。感染症の中には発疹が症状となるものがあることを認識しておきましょう。感染力のない発疹を主訴とした疾患の場合でも同時に感染症に罹患している可能性があることも念頭に置いておくことが大切です。

　小児の発疹は、空気感染の麻疹、水痘、風疹、飛沫感染の例として溶連菌感染症、接触感染の例として突発性発疹、感染症ではない例として、アトピー性皮膚炎やアレルギー、自己免疫疾患などさまざまな疾患があげられます。発疹を観察する時には、発疹の形態や掻痒感や痛みの有無、発熱の有無を確認しましょう。小児期は、発達段階や症状、身体状況や心理的状況などにより、痒みや痛みをうまく言葉で表現することが難しいこともあります。そのため、子どもが訴えている動作や表情、モニター値、家族の情報などから異常の早期発見につながるようにしましょう。

　また、患児および患児の家族に感染症に罹患した方との接触がないかどうかを確認しておくことが大切です。他にも、学校や幼稚園、保育園における感染症の流行の有無、予防接種歴、アレルギーの有無も入院時に必ず確認することが重要です。入院時に感染症との接触がない場合でも入院中に感染者との接触が明らかになることも考えられます。感染が疑われる場合や何かいつもと違う変化を速やかに報告し早期発見、早期対応していくことが院内感染の拡大防止にもつながることを認識しておきましょう。

19 患者さんとの接し方

理解を助ける関連情報

日本看護協会　看護職の倫理綱領（2021年）
　12　看護職は、より質の高い看護を行うため、看護職自身の
　　　ウェルビーイングの向上に努める。

療養者さんのお宅から
無断でその場を去ってはいけない

　看護学生のＴさんは看護師を目指して、日々、実習に励んでいます。Ｔさんは、実習の積み重ねの中でさまざまな患者さんと出会い、未熟さを感じながらも一生懸命自分ができる看護ケアを実践してきました。そして、少しずつ看護師をしている自分の姿をイメージするようになりました。

　今日からは訪問看護師に同行して利用者さんのお宅に伺う在宅看護学実習です。病院実習とどのような違いがあるのか、Ｔさんは少し緊張しつつも楽しみにしていました。
　訪問するお宅の利用者さんは、訪問看護師がリハビリテーションをお手伝いしている方でした。

　ご自宅に到着し、Ｔさんは訪問看護師と一緒に利用者さんに挨拶を済ませ、バイタルサインを測定してリハビリテーションを行える体調であることを確認しました。
　その後、利用者さんは、訪問看護師と準備体操を始めました。利用者さんが一生懸命リハビリテーションに取り組もうとしている様子を間近で見学し、Ｔさんは在宅療養のすばらしさを感じました。
　準備体操が終わると、二人は椅子を使って下肢の筋力トレーニングや立ち上がりの練習、続けて室内の歩行練習を始めました。リハビリテーションが進む間、Ｔさんは二人のリハビリテーションの様子を立って見学していました。

　見学し始めて少し時間がたった頃、じっと立ったままでいたせいか、Ｔさんは立ちくらみを感じました。「このままでいると倒れてしまう」と思いましたが、利用者さんは一生懸命リハビリテーションをしていて訪問看護師もサポート中でした。Ｔさ

はリハビリテーションを邪魔してはいけないと考え、黙ってその場を離れました。

訪問看護ステーションに戻り、Tさんは、利用者さんがTさんのことを心配していたと訪問看護師から聞かされました。そして、席を外す時になぜ自分に声をかけなかったのかと聞かれました。

この振り返りの際に、Tさんは以前にも手術室の見学で同様の経験があったこと、しかし、それ以降は立ちくらみを起こしたことがなかったので、あらかじめ訪問看護師に体調の相談をしなかったことがわかりました。

訪問看護師からは、以前に同じようなことがあったのであれば事前に相談をしておくべきであったこと、そうすれば、同様のことが訪問中に起きた場合の対応方法をあらかじめ相談しておくことができ、利用者さんにも心配をかけずにすんだと助言を受けました。

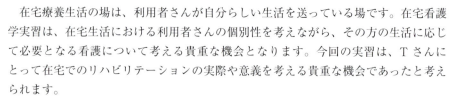

解説

在宅療養生活の場は、利用者さんが自分らしい生活を送っている場です。在宅看護学実習は、在宅生活における利用者さんの個別性を考えながら、その方の生活に応じて必要となる看護について考える貴重な機会となります。今回の実習は、Tさんにとって在宅でのリハビリテーションの実際や意義を考える貴重な機会であったと考えられます。

この事例では、看護師自身の**体調管理**の重要性と、事前の「ほうれんそう（**報告・連絡・相談**）」の不足について考える機会になりました。

訪問看護は、訪問看護師が一人で利用者さんの安全を守りながら訪問先で必要な看護を提供します。したがって、看護師自身は、安全に看護を提供するため、自身の体調管理に最大限の注意を払っておかなくてはなりません。

振り返りの中で、Tさんは以前の実習で立ちくらみを経験していたことがわかりましたが、「最近は起きていないから大丈夫」と、事前に相談する行動はとっていませんでした。これは、自分の体調を過信していた可能性があります。

訪問看護師は、学生を同行させている時には利用者さんのみならず、学生の安全も配慮しながら看護にあたっています。今回、Tさんはリハビリテーション見学中に体調が変化し、「このままではいけない」と判断し、黙ってその場を離れてしまいました。そのままその場にいて倒れてしまうよりは適切であったかもしれませんが、学

患者さんとの接し方

生が急にその場からいなくなってしまったことを利用者さんや訪問看護師が心配する
ということには思いが及んでいなかったと考えられます。

　安全に実習を行うためには、睡眠不足などが起きないような生活管理、どのような
状況の時に体調を崩す可能性があるのかを自分自身が把握しておくなどの自己の体調
把握が重要です。今回のように、過去の実習において体調不良の経験があった時は、
あらかじめ訪問看護師に報告して対応を相談しておくと良かったと思います。事前に
対応方法を決めておくことで、訪問看護師はTさんの事情を理解して利用者さんの
看護にあたることができます。また、万一体調不良が生じた際にTさん自身も訪問
看護師や利用者さんに心配をかけない対応ができたと思われます。

COLUMN 2

▶ドレーン

　体内に貯留した血液や膿、浸出液を体外に
排出することを**ドレナージ**といい、それに用
いる管を**ドレーン**と呼ぶ。ドレナージには予
防的ドレナージ・治療的ドレナージ・情報的
ドレナージがある。ドレーンが挿入された患
者を観察する際には、患者に行われているド
レナージの目的を理解することが必要だ。ド
レーンにはカテーテルにバッグを接続して貯
留させる閉鎖式ドレーンと、カテーテル先端
をガーゼなどに当て排液を吸収させる開放式
ドレーンがある。ドレーンの種類によって排
液する仕組みが異なるため、観察する際には
ドレナージの目的や原理を正しく理解するこ
とが大切だ。

　ドレーンの排液性状と量は、正常と異常を
知っておくことも非常に大切である。ドレー
ン排液だけを観察してはいけない。観察する
際にはバイタルサインなどの他の観察項目と
合わせてドレーン排液の観察を行う。

　ドレーン刺入部の観察の際には、刺入部の
出血、発赤や腫脹といった感染兆候に注目す
る。感染予防の観点から、刺入部周囲を汚染

された手で触ってはいけない。さらにドレー
ンを固定するテープによる皮膚トラブルの可
能性もあるため、周囲の皮膚の観察も必要と
なる。

　ドレーンを挿入している患者の援助を行う
際には、ドレーンを引っ張ってはいけない。
引っ張られることでチューブに圧がかかっ
て、事故抜去の可能性がある。ドレーンは多
少引っ張られても抜けないようにテープなど
で固定されているため、テープ固定がしっか
り行われているかの確認も合わせて行う必要
がある。またドレーンは患者の体動や行動の
妨げにならない場所に固定する。固定されて
いない場合には、患者の体動などによりベッ
ドなどから落下する可能性があるため、位置
の確認も必要となる。

　ドレーンの排液に触れる可能性がある際は
感染予防のため、個人防護具の着用を忘れて
はいけない。ドレーンによってはバック内の
排液が逆流することで起こる逆行性感染の可
能性があるものもある。ドレーンは清潔な操
作での取扱いが必要である。

41

20 患者さんとの接し方

理解を助ける関連情報

日本看護協会　看護職の倫理綱領（2021年）
　3　看護職は、対象となる人々との間に信頼関係を築き、その信頼関係に基づいて看護を提供する。

▲再現ドラマはこちらから

❗ 療養者さんのお宅の物を勝手に触ったり、片付けてはいけない

　看護学生のＵさんは、病院での病棟実習を無事に終了し、次は在宅看護学実習となりました。在宅看護学実習では訪問看護ステーションでの実習となり、訪問看護師に同行して療養者さん宅を訪問することになりました。今日はその実習初日です。

　訪問した療養者さんは、70歳代男性で一人暮らしです。脳梗塞の後遺症で左半身麻痺があるものの、室内では麻痺のない右手で杖や手すりを用いて、一人で移動することができていました。また週に1回ヘルパーさんに来てもらい、家の中の掃除やゴミ出し、買い物などの生活援助を受けていました。

　Ｕさんが療養者さん宅を訪問した際、部屋の床には新聞紙や洋服、さらには食べた後のお弁当の空の容器まで散乱していました。また、トイレまでの廊下の手すりにはタオルが数枚かけられていました。

　それらを見てＵさんは、
「療養者さんが床に散乱している物を踏んでしまい、転倒するかもしれない」
「手すりをつかもうとしてタオルをつかんでしまい、手が滑ってバランスを崩してしまい、転倒してしまうかもしれない」
と考えました。

　そこでＵさんは、療養者さんが訪問看護師の入浴介助を受けている間に、床に散乱していた新聞紙や洋服を部屋の机の上に置き、お弁当の空の容器は台所のゴミ箱に捨てました。さらに、廊下の手すりにかけてあったタオルは、洗面所にあった洗濯機の上に置きました。

患者さんとの接し方

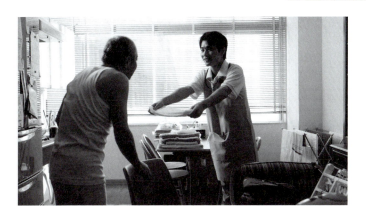

　すると、入浴を終えて部屋に戻ろうとした療養者さんが、手すりにタオルがないことに気づき、
　「ここにあったタオルはどこに？」
と驚き、さらに
　「なぜ床の物を勝手に片付けたんだ。どこにあるんだ？」
と怒り始めました。

　Uさんの場合、「このままでは療養者さんが転倒するかもしれない」と転倒の危険性をアセスメントし、「お弁当の空の容器を床の上に置いておくことは衛生面でも問題がある」と考えたところまでは良かったのでした。
　問題は、療養者さんの許可を得ずに療養者さんの物を触り、さらには場所を移動させてしまったことでした。

　訪問看護の場合、訪問看護師や看護学生は療養者さんのお宅にお邪魔させてもらっている立場にあり、そのお宅の主は療養者さんとご家族です。たとえ今の状況に転倒のリスクがあり、衛生面で問題があったとしても、それらは療養者さんの持ち物であり、療養者さんの自分の生活に対する考え方です。療養者さんの許可なく療養者さんの物に触れ、さらには勝手に場所を移動させることは、療養者さんの考えを否定することになり、信頼関係を損ねる結果にもなります。

自分自身が療養者さんの立場だったとして、初めて家にやってきた人が勝手にあなたの持ち物を触り、無断でその物の場所を変更したとしたら、あたなはどのように思いますか。気持ちの良いものではないでしょうし、「勝手に触らないで」と思うことは当然だと思います。

　ここで、病院での病棟実習を振り返ってみてください。患者さんへの声かけや許可なく、患者さんの物に触れたりしていませんか？　Ｕさんも、これまでの病棟実習で何気なく行っていたことを、在宅看護学実習の場面でも行いました。
　ではなぜ、病棟実習では問題にならなかったのでしょうか？

　それは、病院・病棟では看護師をはじめとする医療スタッフがその主であり、患者さんがお客さんの立場にあるという、訪問看護とは逆の構図になっているからです。しかし、患者さんの物は病棟であったとしても患者さんの物です。必ず声かけや許可を得てから触る、移動させるようにしましょう。

　さらに今回の在宅看護学実習の場合では、なぜ療養者さんのお宅がこのような状態にあったのかを、訪問看護師に聞いてみましょう。それが療養者さんを理解することにつながり、療養者さんの考えを尊重した看護が提供できると思います（訪問看護師に聞くのは、その療養者さんへの訪問が終了し、訪問看護ステーションに戻った後などにしましょう）。

患者さんとの接し方

21 患者さんとの接し方

理解を助ける関連情報

日本看護協会　看護職の倫理綱領（2021年）
　3　看護職は、対象となる人々との間に信頼関係を築き、その信頼関係に基づいて看護を提供する。

療養者さんのお宅に、素足で訪問してはいけない

　在宅看護学実習では、在宅で療養されている方のお宅にお邪魔させていただき、看護の実践を学びます。1日の訪問件数は1件から5～6件に及ぶこともあります。
　看護学生のVさんは、その日の朝は晴れていたので、運動靴を履いて実習先へ行きました。実習施設では、訪問先までは、自転車か徒歩で移動していました。そのため、Vさんも訪問看護師と一緒に自転車に乗り、訪問先のお宅まで行っていました。

　実習が始まり、午後になると雨が降り始めました。訪問先への移動時間になったのでVさんは、訪問看護ステーションのロッカーに置いていた、学校から渡された合羽を着て訪問へ行きました。ところが、雨が強く、訪問宅へ着いた時には、靴や靴下の中までびっしょりと濡れていました。Vさんは、濡れた靴下のままお宅に入るのは申し訳ないと思い、靴下を脱いで素足でご自宅に上がりました。その後の訪問も、素足のまま濡れた靴を履き、素足で訪問に行きました。

解　説

　在宅看護学実習で療養者さんのお宅に伺う際には、知らない方（多くの場合は高齢者の方）の生活の場にお邪魔することになるわけですから、挨拶・態度・服装などにはことのほか気をつけなければなりません。そもそも、一般的にも他の人の家に素足で上がることは**マナー**として失礼だとされています。そのため、学生の皆さんが素足で部屋の中に入ってくる様子を見て、療養者さんは驚かれると思います。また、なぜ素足でお邪魔することが、マナーとして失礼とされているのでしょうか。日本では、

45

靴を脱いでご自宅に入る習慣があります。素足で部屋に入るということは、足の裏についた汚れや汗などを床につけることになるからです。今回の事例では、雨の日でしたから、特に濡れた足でお邪魔することで、部屋の中を濡らしたり、汚してしまうことにもなりかねません。また、実習では、訪問させていただくご自宅の環境もさまざまです。環境整備の行き届かないご自宅に訪問した学生が、素足で訪問先にお邪魔して、感染してしまった事例もあります。また、足の裏で床に落ちている物を踏んでしまい、怪我をすることもあります。このようなことからも素足での訪問は適切ではありません。

　そのためには、実習中は、靴下の替えを持っていくと良いでしょう。学校の方から、色や形を指定されることもありますが、着脱しやすいものをお勧めします。雨の日などは、雨除けカバーシューズや長靴の着用なども良いと思います。どのような場合にも備えて、常に予備を準備しておくことが安心して実習を行うことができる秘訣です。

患者さんとの接し方

COLUMN 3

▶指導者への報告のコツ

「**報告**」は看護実践の基盤となる大切な技術である。チームの中で患者情報を共有するだけではなく、実施した看護の方向性を確認する機会にもなる。うまく報告を行うためには、以下の二つのコツが挙げられる。

① 簡潔明瞭であること

報告前には自分の名前を名乗り、相手の状況を確認してから始める。そして結論・結果から先に伝えて、経過はそのあと、が原則である。また、自分がアセスメントした内容も伝えることで、何が言いたいのか相手に伝わりやすい。報告を端的に行うためには「SBAR」を活用すると良い。SBARとは、S：situation（状況）、B：background（背景）、A：assessment（評価）、R：recom-

mendation（提案）の4つの要素を順番に伝える方法である。報告したいポイントが分かりやすく整理できる（表1参照）。

② タイミングの見極め

一日の行動計画には、報告の時間を組み込んでおき、あらかじめ指導者と時間調整をしておく。また、相手が忙しそうな場合や、「今は無理です」と言われた場合には、「何時くらいが宜しいでしょうか」、「20分後にもう一度お声かけします」など次の約束をすることもコツである。

報告をはじめから上手にできる人はいない。日ごろから、「結論から話す」「自分の考えを伝える」ことを心がけよう。

表1　SBARによる報告のポイント

はじめに 自分の名前、相手の状況確認、誰についての報告・相談か	例「学生の○○です。いま、お時間よろしいでしょうか？」 「○号室の○○さんのことで報告をお願いします」 今無理なら「何時くらい（何分後）にお時間大丈夫でしょうか」
"S" 状況 患者に何が起こっているか？ 何を報告・相談したいのか？	必要な情報をまず表現する。 例「トイレ歩行のあと安静にしていても呼吸困難が続いています」「洗面所まで歩いたあとの創部痛が治まらないそうです」
"B" 背景 患者理解に必要な情報は？	どのような臨床状況なのか、全体情報を端的に説明する。 例「トイレ後30分間ファウラー位で安静中です。血圧○、脈拍○、○に湿性ラ音を聴取します。昨日から点滴は中止しています」「血圧○、脈拍○、体温○……、痛みの程度は、午前の安静時は2/10でしたが、歩行後30分の時点で6/10です」
"A" 評価 何が問題だと思うのか？ 自分の考えは何か？	学生自身の判断を伝える。 例「午前中に比べて呼吸困難感が強くなっているようで、心配です」「軽い動作のあとでも痛みが治まらないようです」
"R" 提案 どうしてほしいのか	相手に求める具体的な行動を伝える。 例「○○さんの状態を一緒に確認して頂けますでしょうか」

47

22 個人情報保護

理解を助ける関連情報

保健師助産師看護師法　第42条の2.3
刑法　第134条　第1項
母体保護法　第27条
精神保健及び精神障害者福祉に関する法律　第53条
感染症の予防及び感染症の患者に対する医療に関する法律　第73条
個人情報の保護に関する法律　第2条　第1項
日本看護協会　看護職の倫理綱領（2021年）
　5　看護職は、対象となる人々の秘密を保持し、取得した個人情報は適正に取り扱う。

 ## 病院での出来事を SNS で発信してはいけない

　看護学生の W さんは、日頃から SNS を通じて、リアルタイムに情報を発信したり、収集したりすることを楽しんでいます。特に、自分や友人のリアルタイムな情報を発信する SNS は、友人とつながるために必要なツールであると確信しています。

　ある日の実習終了後、W さんは、病院のロッカー室で関連図が気になり、実習記録ファイルを開きました。その瞬間 SNS の「写真投稿」の通知が入りました。W さんは、普段通り「写真投稿」をタッチし、ロッカー室内の天井を写真に収めようとしましたが、手元の操作ミスで、実習記録の関連図が撮影されてしまいました。

　撮影された写真には、受け持ち患者の年代、病名、既往歴、治療などが映ってしまいましたが、W さんは「特定の友人しか共有されないし、大丈夫だろう」と思いこみ、投稿を削除しませんでした。

 解　説

　なぜ、看護職は、患者の**個人情報**を取り扱うのでしょうか。
　それは、患者の個別性をふまえて、最良な看護を実践するためです。そのため、看

個人情報保護

護職は患者の氏名や年齢の他に、身体、精神に関わる情報、さらには、患者を取り巻く社会的な側面まで情報を得る必要があります。

　Wさんは、故意に写真を撮影しSNSに投稿したわけではありませんが、撮影された写真には、受け持ち患者の個人情報が記載されています。基本的に、限られた人を対象としたSNSでの情報共有は、不特定に発信されることはありません。そのため、Wさんは間違った安堵感を得ていますが、万が一、誰かがその写真をスクリーンショットして他のSNSに投稿したら……どうなるのでしょうか？

　私たち看護職は、正当な理由なく、その業務上知り得た情報を漏らしてはいけません。これに反した場合、罰則に処されます。個人情報を適切に取り扱い、患者の権利を守るのは、私たち看護職の責務です。

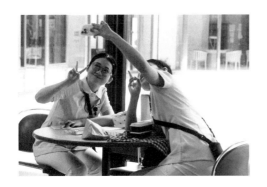

実習中の
楽しいひとときを
パチリ

ちょっとまって
そのSNS投稿
大丈夫…?!

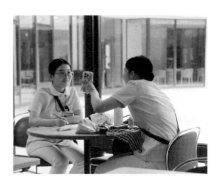

23 個人情報保護

理解を助ける関連情報

保健師助産師看護師法　第42条の2（秘密を守る義務）
刑法　第134条　第1項（助産師の秘密漏示）
日本看護協会　看護職の倫理綱領（2021年）
　2　看護職は、対象となる人々に平等に看護を提供する。
　5　看護職は、対象となる人々の秘密を保持し、取得した個人情報は適正に取り扱う。

【引用文献】

1) 相撲左希子，春田佳代，諏訪美栄子ら：看護学生の情報リテラシーにおける情報倫理の現状（第1報）―SNSに対する情報倫理の知識と規範的行動―．修文大学紀要，(8)，pp.99-110, 2016.
2) 相撲左希子，春田佳代，諏訪美栄子ら：看護学生のSNS利用における個人情報保護に関する認識と行動の変容―臨地実習前・後の比較から―．修文大学紀要，(10)，pp.13-21, 2018.
3) 小沢久美子，木立るり子，五十嵐世津子ら：看護学生におけるSNS利用とITリテラシー教育および道徳的感受性との関連．日本看護研究学会雑誌，41(1)，pp.37-46, 2018.

患者さんとSNSでつながってはいけない

　看護学生のXさんは、ウィメンズヘルス看護学実習の外来での実習日に妊娠27週の妊婦Hさんとお話をさせていただくことになりました。指導者からは「妊娠期のお気持ちなど情報収集させていただきましょう」と伝えられたため、Xさんは、Hさんに妊娠が初めてわかった時や胎動がわかった時のお気持ちをお伺いしました。そして、Hさんからは「妊娠してから好きな運動や大好きなライブに行けなくてつらい」という妊娠期のネガティブな感情も情報収集できたのです。Xさんは自分と好みがぴったり合うHさんと一気に距離が近くなったと感じ、ユニフォームのポケットに入っていたスマートフォンを取り出し、SNSで連絡先の交換をし始めました。

　その時、指導者が、Xさんを見つけてびっくりし、HさんにはXさんがSNSでつながろうとしたことをお詫びし、その理由を説明しご理解を頂きました。Xさんとは別室で振り返りを行いました。

解 説

SNSとは、ソーシャルネットワーキングサービス（social networking service）の略で、登録している利用者同士がインターネット上のコミュニティサイトを通じ、利用者間のコミュニケーションを可能にしています。多数のWebコンテンツがあり、近年では、マーケティングの視点から会社や組織、私たちの医療関係の業界での利用も増えてきました。では、なぜ看護学生と患者さん（対象者さん）はSNSでつながってはならないのでしょうか。

① 患者さんから医療的質問や相談が来る可能性

患者さんとの関係性は、ヒューマンサービスの視点で医療者から考えると、医療や看護を受ける顧客（クライアント）になります。XさんはHさんとの関係性の中で、親密性をさらに得ようとSNSでのつながりを求めましたが、あくまでも教育機関に所属する看護師免許を取得していない未資格者であることを忘れてはなりません。さらに、今後のHさんに起こることは、妊娠中のマイナートラブルやお産に関する心配事・疑問、育児への不安な状況など多岐に渡ります。ここで理解しなければならないことは、Hさんは、医療者の一員としてXさんの存在を認知しているということです。つまり、Xさんは医療や看護の理解があると判断され、情報提供を求められる場合や妊娠・出産・育児の相談を受ける可能性があります。実習中においては、スマホは原則的に必要ないものであるため、休憩室やロッカーに保管し、病棟への持ち込みは原則しない方が良いと考えられます。

② 患者さんとの利害関係が生まれる可能性

XさんはHさんとのつながりを安易な気持ちで求めました。しかし、Hさんは医療者の一員としてXさんを認知しているということは前述の通りです。他の患者さんはどうでしょうか。きっとそのような関係性にはなっておらず、ある一定の方だけ親密な関りを持つことになります。さらに、情報提供や親密に関わることにより、「対象となる人々に平等に看護を提供する」という看護職の倫理綱領にも抵触しかねないのです。また、「看護職は、対象となる人々の秘密を保持し、取得した個人情報は適正に取り扱う」ことの遵守が求められる中、Hさんから得た個人情報を医療や看護の目的である「人間を対象とする健康の保持・増進」以外に使用することは、患者さんとのそれぞれの立場を超えた利害関係に発展してしまう可能性があります。

③ 患者さんおよび学生自身のプライバシーも守れなくなる可能性

SNSは、個人的な情報交換ができるようになるだけでなく、個人のプライバシーが公開される可能性があり、自宅や居場所が特定されてしまう危険性もあります。個

人情報を知りうることができる生業（なりわい）の保健師、看護師、准看護師に関しては、保健師助産師看護師法で守秘義務が定められております（助産師は刑法）。相撲らは、ソーシャルメディアリテラシーを取り扱った研究で「現代の学生はインターネットや携帯電話・スマートフォン・SNS等の絶えず変化する情報化社会の影響をもっとも強く受けている世代である。反面、情報化社会の流れに応じたリテラシー教育は不十分な年代と推測する」[1,2]と指摘し、さらに、小沢らは、「SNSの特徴および守秘義務、プライバシーの権利や肖像権について正確な理解を促すことが看護教育課程における職業倫理教育には重要である」[3]と述べています。

　このように、看護職は医療情報に関するリテラシーを高める立場にあり、自身の行動が外部への**情報漏洩**（ろうえい）になってしまうことを慎重に考えなくてはなりません。そのため、立場やルールを遵守し、看護職のプロフェッショナリズムの逸脱・倫理観の欠如がないようにしましょう。

　SNSが生活の中で大きな存在となっていますが、看護学生として、その場に存在する意義をもう一度考え、患者さんへの気持ちを誠意ある看護援助で表現したいものです。

24 個人情報保護

理解を助ける関連情報

保健師助産師看護師法　第42条の2（秘密を守る義務）
刑法　第134条　第1項（助産師の秘密漏示）
日本看護協会　看護職の倫理綱領（2021年）
　5　看護職は、対象となる人々の秘密を保持し、取得した個人情報は適正に取り扱う。

ファミリーレストランなどで実習記録を書いてはいけない

　病院実習中の看護学生のYさんは、実習病棟にパソコンを持ち込み、空いている時間に実習記録の打ち込みができるようにしていました。しかし、実習時間内に本日分の実習記録の打ち込みをすることができませんでした。

　実習終了後Yさんは、自宅で実習記録を仕上げるよりも集中できて記録がはかどると考え、ファミリーレストランで実習記録を仕上げることにしました。

　あらかじめ印刷した紙媒体の記録用紙を下書きにして、実習中に情報収集した内容を書き込んでいました。その記録用紙はファイリングされていませんでした。下書きした紙媒体の記録用紙をテーブルに広げ、それを参考にしながらダウンロードしておいた実習記録にパソコンで入力をしました。

　帰宅後、紙媒体の記録用紙を数えてファイリングしようとしたところ、1枚足りないことに気がつきました。記録用紙には、患者さんの名前の記載はありませんでしたが、診断名や症状、家族構成などの情報が記載されていました。
　慌ててファミリーレストランへ戻り店員さんへ確認し、落とし物として届けられていた記録用紙を受け取ることができました。

解説

　実習記録の記載は電子媒体を使用することが多くなっています。実習記録の入力は、原則として、病院、学校、自宅で行いましょう。パソコンの画面を他人に見られる可能性もあります。

　また、記録の入っているパソコンやUSBなどはパスワードをかけるなどのセキュリティ対策をしっかり行い情報が流出しないようにしましょう。

　紙媒体で記録用紙を持ち出す時には、バラバラにならないようにファイリングするなどの紛失予防をしましょう。
　実習記録には、患者さんの診断名や症状、治療、家族構成などさまざまな情報が含まれます。それらを他人が見てしまうと情報の流出になります。

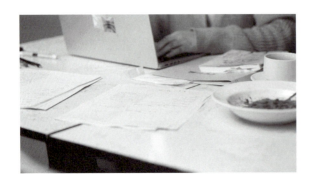

忘れものがないか
確認したのに…

個人情報保護

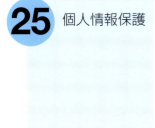

25 個人情報保護

理解を助ける関連情報

保健師助産師看護師法　第42条の2（秘密を守る義務）
刑法　第134条　第1項（助産師の秘密漏示）
日本看護協会　看護職の倫理綱領（2021年）
　5　看護職は、対象となる人々の秘密を保持し、取得した個人情報は適正に取り扱う。

 コンビニで実習記録を
コピーしてはいけない

　今日は、実習最終カンファレンスの日です。
　最終カンファレンスで使用する資料は、各自で参加者の人数分を印刷（コピー）して準備することになっています。

　看護学生のZさんは、実習最終日の朝に家を出てからそのことに気づきました。どうしようかと焦りましたが、病院の近くにコンビニエンスストアがあることを思い出しました。コンビニエンスストアでコピーをすれば、最終カンファレンスの資料の準備ができると考えました。
　実習開始時間を気にしながらも、コンビニエンスストアで資料のコピーをし、慌てて実習病院へ向かいました。
　更衣室で着替えようとした時に、資料の原本を置き忘れたことに気づき、急いでコンビニエンスストアまで戻り、原本を受け取ることができました。

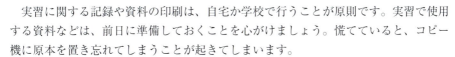

解説

　実習に関する記録や資料の印刷は、自宅か学校で行うことが原則です。実習で使用する資料などは、前日に準備しておくことを心がけましょう。慌てていると、コピー機に原本を置き忘れてしまうことが起きてしまいます。
　実習の資料には患者情報が記載されています。情報の流出にならないように気をつけましょう。

26 個人情報保護

理解を助ける関連情報

個人情報の保護に関する法律
保健師助産師看護師法　第42条の2（看護師・保健師・准看護師の守秘義務）
刑法　第134条　第1項（助産師の秘密漏示）
日本看護協会　看護職の倫理綱領（2021年）
　5　看護職は、対象となる人々の秘密を保持し、取得した個人情報は適正に取り扱う。
厚生労働省　医療情報システムの安全管理に関するガイドライン　第6.0版
　14.2　アクセス権限の管理

▲再現ドラマはこちらから

❗ 立ち上げたままの電子カルテをそのまま閲覧してはいけない

　看護学生のAさんは今日が初めての病院実習です。指導者から電子カルテへのログイン方法や簡単な操作方法を教えてもらっていました。
　学生はそれぞれに設定されたログインIDとログインパスワードを用いて、受け持ち患者さんの電子カルテを閲覧し情報収集をしています。

　実習先の病院では午前中の早い段階で指導者へ1日の行動計画を伝えていますが、その時にAさんは指導者から情報収集が不足していることを指摘され、午後の実習が始まる前までに受け持ち患者さんの電子カルテから調べておくようにいわれていました。
　しかし、Aさんは午前中忙しくすっかりそのことを忘れており、昼の休憩に入る前に思い出しました。Aさんは少しの時間だからと思い、誰が使用していたかわからない電子カルテを閲覧し情報収集をすることにしました。

　情報収集の途中で指導者から、昼の休憩に入らないのかと話があり、慌てて電子カルテを閉じ始めました。PC画面では「未保存のデータがありますが保存しますか」という画面が出ていましたが、Aさんは気にせず開かれたウインドウの「×」（閉じるボタン）を選択し電子カルテを閉じました。
　休憩から戻ると、実習病棟でよく見る医師がリーダー看護師へ「病状説明の大事な内容を入力していたけどPCが閉じられていて……ほんと困ったよ」と話していま

した。医師が入力していた PC は A さんがお昼休憩に入る前に情報収集していた PC でした。

　A さんはこれまでの経緯を教員に報告しました。

解　説

　電子カルテは患者さんに関わるさまざまな情報が集約されており、電子カルテを開くことで院内のどんな場所でもさまざまな病院関係者が共有できるツールです。また、電子カルテ上からオーダーを入力することができ、患者さんが入院してから退院するまでに必要な診療を円滑に進めることができるツールとなります。

　電子カルテの利用では、病院関係者ごとに**アクセス権限**の管理がなされています（例：看護職であれば看護計画の立案・修正、医師であれば検査オーダーや注射・処方オーダーなど）。つまり、看護職にとっては自分が開いた電子カルテを使用することで、権限を持たない医療行為の指示に関するシステムにはアクセスできないという、エラー防止策につながっています。A さんは看護学生であり、電子カルテ上で付与される権限は他の医療職種よりもさらに少なく、閲覧できる内容に制限がかかっています。

　「ただ他の人が使っている PC を使用しただけ」が、患者さんへの不必要な検査や痛みを伴う侵襲的な治療につながること、本来は医療者間で共有しておくべき大切な患者さんの情報が削除されることなど、患者さんへの不利益につながる可能性があることを覚えておく必要があります。

　学生は自分の ID でログインした電子カルテを使用しなければなりません。また、電子カルテを操作している際に、自分ではわからない画面が出てきた時点で、指導者や教員、またはその両者がいない場合は病棟看護師に相談することが大切です。

　電子カルテは適切な使い方をすることで患者さんと関わる医療職種にとってとても良いツールであり、それは患者さんへのシームレスな診療や看護につながります。学生の皆さんも適切な電子カルテの使用を心がけてください。

27 個人情報保護

理解を助ける関連情報

保健師助産師看護師法
　第42条2（看護師・保健師・准看護師の守秘義務）
日本看護協会　看護職の倫理綱領（2021年）
　5　看護職は、対象となる人々の秘密を保持し、取得した個人情報は適正に取り扱う。

許可なしにスマートフォンなどで写真や動画の撮影をしてはいけない

　看護学生のBさんは、とても勉強熱心な学生です。毎日欠かさず大学の掲示板に目を通し、必要な情報は必ずスマートフォンで録画し確認する習慣が身に付いていました。
　このような行為が当たり前になっていたBさんは、実習場にもスマートフォンを持っていきました。

　実習初日に教員から、電子カルテから情報収集をするよう許可を得ました。早速電子カルテを開くと、さまざまな情報が見られることに驚きと焦りを感じはじめました。

　電子カルテを見ていると、どの情報が重要なのか整理がつかず、すべての情報をスマートフォンで撮影し、自宅に帰ってからゆっくり整理をしようと考え、電子カルテの画面をスマートフォンで撮影し始めました。
　パシャという撮影の音を通りかかった指導者が聞き、「電子カルテを撮影して自宅に持ち帰ることは、情報漏洩につながります」と指摘され、その場で撮影した画像をすべて削除しました。

解 説

　病院では病院専用の通信機器を使用することになっていますので、普段使用しているスマートフォンなどを持ち込むことは原則できません。

　研究などで必要な情報を録画・録音したい時は、録画・録音方法や保管場所などを明確にし、その方法が倫理的に問題ないかを審査してもらい、許可を得る必要があります。

　Bさんのように、収集した情報が個人情報などにあたり、守秘義務の必要性があるという自覚がないまま無意識に情報をスマートフォンなどに録画してしまうことがあるかもしれません。このような行為が知らない間にネットにつながり、情報が拡散し、患者情報が外部に流れ、長期にわたり知らず知らずのうちに大きな倫理的課題を引き起こしている可能性もあります。

　看護における情報収集では、すべての情報を得ることが重要なのではありません。看護の視点を明確にし、患者さんにとって今何が必要な情報かを事前に整理しておくことで、焦らず的確な情報を収集することができます。

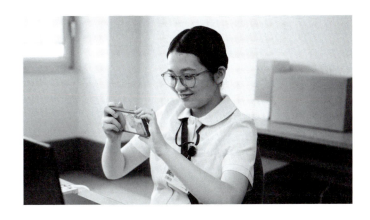

28 個人情報保護

理解を助ける関連情報

保健師助産師看護師法　第42条の2（秘密を守る義務）
　第44条の4　第1項（秘密漏洩違反に対する罰則）
刑法　第134条　第1項（助産師の秘密漏示）
日本看護協会　看護職の倫理綱領（2021年）
　5　看護職は、対象となる人々の秘密を保持し、取得した個人情報は適正に取り扱う。

患者さんの状態などをメモした用紙を紛失してはいけない

　看護学生のCさんは、実習中の患者さんの情報（年齢、疾患名、症状、既往歴など）はすべて専用のメモ帳に記入していました。
　実習も2週目に入り受け持ち患者さんへ看護ケアを実施するようになりました。この日、Cさんは初めての入浴介助があり、朝から緊張していました。

　入浴介助前に、病室で受け持ち患者さんのバイタルサインを測定し、メモ帳に記入しました。入浴介助の準備を行い、ナースステーションに戻りました。患者さんの状態を記録するために、メモ帳を確認しようとした際に、ポケットに入れたはずのメモ帳がないことに気づきました。すぐに、病室、リネン室、浴室を探しましたがありませんでした。その時、指導者に声をかけられ、床に落ちているメモ帳を隣のベッドの人が拾い看護師に届けてくれたことを指摘され、今後このようなことがないように指導を受けました。

解説

　患者さんの情報をメモ帳や**情報収集用紙**に記載することはあると思いますが、それを紛失するようなことはあってはいけません。また、院内でも不特定多数の人が入り込める場所へ放置したりすることもしてはいけません。なぜなら、患者さんの氏名、生年月日、家族構成などの基本的な情報に加え、現在の健康状態や既往歴、診断名などの情報が外部に流出することは**個人情報の漏洩**につながるからです。

個人情報保護

　今回の事例ではすぐにメモ帳が見つかりましたが、他者に情報が漏れた可能性は否定できません。万が一紛失したことがわかった時には、速やかに指導者または教員に報告しましょう。

　実習中は、緊張していたり、気持ちが焦っていたり、患者さんに声をかけられながら他の作業を行ったりと、物をなくしやすい環境にあるといえます。そのため、物をなくさないように、「メモしたものは必ず使用後は右のポケットにいれる」、「メモ帳にストラップをつける」など個々に対策をとることも必要です。

　また、メモ帳などの用紙に記載した情報を使用した後は、速やかに、シュレッダーにかける必要があり、実習終了時にはポケットの中など**個人情報**が書かれている用紙がないかの確認を必ず行い、院内のシュレッダーで処理するようにしましょう。

29 個人情報保護

理解を助ける関連情報

保健師助産師看護師法　第42条の2（秘密を守る義務）
日本看護協会　看護職の倫理綱領（2021年）
　5　看護職は、対象となる人々の秘密を保持し、取得した個人情報は適正に取り扱う。

病院のエレベーター内で患者さんの情報を話してはいけない

　実習中の昼休み終了後、同じ病棟で実習する看護学生のDさんとEさんは、実習病棟までエレベーターに乗っていました。

　エレベーターには、お見舞いに来たと思われる初老の男性が1名だけ乗っていました。病院スタッフがエレベーターにはいなかったため、緊張感がなくなったDさんは自分の受け持ち患者のHさんのことについて、ヒソヒソとEさんに話し始めました。Hさんには高次脳機能障害があること、仕事の復帰も難しいこと、今後はリハビリテーションの専門病院に転院すること、30代での発症でご家族は本当に大変そうだ、などを話していました。実習病棟の階に到着し、エレベーターのドアを開けていてくれた初老の男性に、DさんとEさんは頭を下げてエレベーターを降りました。

　それから数日後、Hさんの家族から病棟に、看護学生が病院内でHさんの病状を言いふらしているといった内容でお叱りの連絡がありました。ご家族によると、近所の人からHさんの病状や障害のこと、転院について尋ねられ、その話はエレベーター内で看護学生から聞いた話だということでした。

　Dさんは病棟師長と指導者から呼ばれて、実習中の言動について確認をされました。その時にDさんは、エレベーターで会った初老の男性のことを思い出しました。Hさんと初老の男性は、この病院の近隣に住んでおり、さらにHさんが珍しい名字であったため、初老の男性が近所に住むHさんのことだと気づいたのでした。

個人情報保護

解　説

　エレベーターの中に限らず、病院の周辺にはご家族や関係者の方々がたくさんいらっしゃいます。一つの情報ではわからないものも、いくつかの情報で個人が特定されてしまうことがあります。

　Dさんは、Hさんとそのご家族のことを心配していたのでしょう。Dさんは患者さんの情報をいいふらしたつもりもなく、胸の内を話した、学生同士の何気ない会話だったのかもしれません。しかし、医療者が取り扱う情報には、経済的な面や仕事のこと、家族関係などデリケートなものが多くあります。**情報漏洩**によっては、患者さんやその家族が、差別や偏見などの不利益を受ける可能性があることを忘れないようにしましょう。

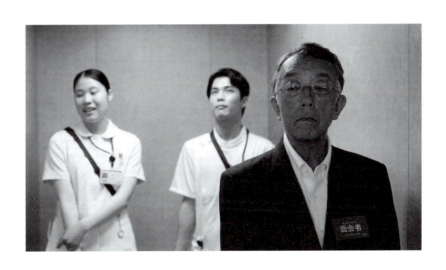

63

30 個人情報保護

理解を助ける関連情報

個人情報の保護に関する法律
保健師助産師看護師法　第42条の2（秘密を守る義務）
日本看護協会　看護職の倫理綱領（2021年）
　5　看護職は、対象となる人々の秘密を保持し、取得した個人情報は適正に取り扱う。

受け持ち患者さんの状態などを みだりに伝えてはいけない

　看護学生のFさんは、成人急性期実習の2週目です。受け持ち患者のIさんは、先週の水曜日に肝臓部分切除の手術を受けて、今日で5日目です。退院に向けてリハビリテーションに取り組んでいます。Iさんは、隣のベッドに入院しているJさんと仲良く話すことがあるので、自然とFさん、Iさん、Jさんの三人で話をすることもありました。

　翌日、Fさんは指導者から「Iさんの退院は週末になりそうですよ」と聞きました。そこで、Iさんのベッドサイドに行こうと廊下を歩いている途中で、Jさんに「Iさん、順調そうだね。退院の目途はついているんでしょう？」と声を掛けられました。Fさんは、Iさんが退院するのは喜ばしいことだと思ったので、「Iさんは順調に回復しているので、退院は近いと聞いています。正しい日程とか調べてお伝えしますね」と答えました。Jさんは、「じゃあ僕が本人に聞いてみるよ、ありがとう」といってその場を離れました。

　FさんがJさんと話しているのを見かけた指導者が、「Fさん、Jさんから何か質問をされたようですが、どうしたのですか」とFさんに声を掛けました。Fさんは、「JさんからIさんの退院について聞かれたのでお答えしました」と答えました。すると指導者から、Iさんの情報を別の患者さんに伝えてはいけない、と指導を受けました。

個人情報保護

解　説

　今回の事例は、受け持ち患者さんの病状や退院の見通しなどの**個人情報**を学生が他の患者さんにお伝えしてしまいました。そもそもIさんは、Fさんに自分の退院日を伝えて欲しいとは何もいっていませんでした。Iさんが自分の情報を誰とどの範囲まで共有するのかは、Iさん自身が決める権利を持っています（**情報をコントロールする権利**）。この事例であれば、IさんがJさんに対して病状や退院日を伝えるか否かは、主体であるIさんが決めるべきであるという考え方です。ですから今回のFさんの行為は不適切でした。

　臨地実習の中で体験できるすべてのことは、患者さんの個人的な情報と密接していることが多く、看護学生だからこそ知り得る内容です。看護職の倫理綱領には、「看護職は、対象となる人々の秘密を保持し、取得した個人情報は適正に取り扱う」という行動指針が示されています。また、保健師助産師看護師法には守秘義務に関する規定として「正当な理由がなく、業務上知り得た人の秘密を漏らしてはならない」とうたわれています。また、病院は個人情報保護法によって、患者さんの**プライバシー保護**を徹底する義務を担っています。Fさんはまだ学生ですが、臨地実習は学生が個人情報を適切に扱うことを前提に施設長により許可されています。そのため看護学生であるFさんも、Iさんの個人情報を適正に取り扱う義務があります。

　ではこの場合はどうすれば良かったのでしょうか。Jさんには、自分が他の方のことをお話しすることができないとお伝えした上で、その後の対応については指導者の方に相談をすることが望ましいでしょう。

65

31 個人情報保護

理解を助ける関連情報

保健師助産師看護師法　第42条の2（秘密を守る義務）
　第44条の4　第1項（秘密漏洩違反に対する罰則）
刑法　第134条　第1項（助産師の秘密漏示）
日本看護協会　看護職の倫理綱領（2021年）
　5　看護職は、対象となる人々の秘密を保持し、取得した個人情報は適正に取り扱う。

電子カルテの内容を印刷した用紙を病棟から持ち出してはいけない

　看護学生のGさんは、今日から初めての病棟実習です。
　指導者から担当患者さんの紹介があり、その後、患者さんの治療内容、内服薬、検査データや経過表などが載っている用紙を渡されました。その用紙は、電子カルテの使用台数が限られることで学生の情報収集が遅れないように、あらかじめ電子カルテ内の情報を印刷していたものでした。用紙は持ち帰らないように指示がありましたが、実習時間内にすべての内容を把握することができなかったので、自分の勉強のために家に持ち帰ることにしました。翌日、病棟で指導者に記録の確認をしてもらっていると、記録用紙の中に持ち帰った用紙が混ざっていました。指導者から、なぜ用紙があるのか指摘され、病棟から持ち出してはいけないと再度指導されました。その後用紙がすべて揃っていることを確認した後、シュレッダーで破棄されました。

解説

　Gさんは、電子カルテの情報は**個人情報**のため他者には漏らしてはいけない認識はありました。しかし、今回渡された用紙には患者名や年齢の記載はなく、紛失しなければ大丈夫だと自己判断し軽い気持ちで自宅に持ち帰ってしまいました。
　しかし、電子カルテのデータを印刷したものは、診療録と同等の扱いが必要であり、**個人情報の保護**の観点から絶対に病棟から持ち出してはいけません。
　患者さんの氏名が記載されているものはもちろん、たとえ氏名が記載されていない場合でも、年齢や性別、疾患や治療内容から患者さんを特定できる場合もあり、その情報が外部に流出することになれば**個人情報の漏洩**にもつながるのです。

医療安全

32 医療安全

▲再現ドラマはこちらから

理解を助ける関連情報

保健師助産師看護師法
　　第5条（看護師の業務）
　　第6条（准看護師の業務）
　　第31条　第1項（非看護師の業務禁止）
　　第32条（非准看護師の業務禁止）
民法　第709条（不法行為）

 患者さんの要望に
安易に応じてはいけない

　看護学生のHさんは脳梗塞で入院中の患者さんを受け持っています。
　患者さんは嚥下（えんげ）機能が低下しており、誤嚥（ごえん）のリスクが高いことから医師より絶飲食の指示がでており、患者さんの口腔内が乾いた際には水を含ませたスポンジで口腔内を湿らせていました。

　ある日、Hさんが受け持ち患者さんのバイタルサインを測定するために訪室すると「口が乾いちゃって。水をくれないかな」と患者さんに頼まれました。患者さんの口唇は乾燥しており、しゃべりにくい様子でした。
　Hさんがベッド周囲を確認すると、床頭台の上に水の入った紙コップが置かれていました。Hさんは患者さんのベッドサイドに水があることから「水を飲んでも問題がない患者さんだ」と思いこみ、患者さんに水の入ったコップを手渡し、飲水の介助を行いました。

　患者さんは水を飲むなり「ゴホゴホ」と激しくむせ込んでしまいました。患者さんがむせ込む音を聞きつけ、廊下にいた看護師が急いでやってきました。看護師は急いで吸引や呼吸状態の観察を行い、酸素の投与を開始し、医師に報告をしていました。

　Hさんは教員から「この患者さんは水を飲んで良い患者さんなのか医師の指示を確認しましたか？」と注意を受けました。

解 説

　入院中は手術や検査に応じて飲水や食事の制限を行っています。手術や検査を行わない患者さんであっても誤嚥のリスクが高いなどのさまざまな理由で飲水や食事制限が行われます。これらはすべて医師の指示のもとに行っており、看護職は医師の指示に基づき安全・安楽に看護援助をする必要があります。

　今回の患者さんは手術や検査の予定はありませんでしたが、嚥下機能が低下しており誤嚥のリスクが高いことから医師より絶飲食の指示が出されていました。看護師はこの指示に基づき、患者さんから口渇の訴えが聞かれた時には水を含ませたスポンジを使い口腔内を濡らすといった看護援助を行っていました。ベッドサイドに置かれていた水の入ったコップはこの時に使用したコップが残っていたものです。

　「水を飲みたい」という患者さんの訴えを聞き、その要望に迅速に応じようとする姿は素晴らしいです。しかし、ベッドサイドに水があるから、水を飲んでも良いというものではありません。今回の事例では飲水を行ったことにより、患者さんは誤嚥性肺炎を起こし、酸素投与が開始となってしまいました。このように安易な判断により患者さんの安全や生命が脅かされる可能性があります。
　患者さんからの要望を受けてもすぐに対応をせず、医師の指示を確認し、教員に相談をした上で患者さんへの援助を行いましょう。

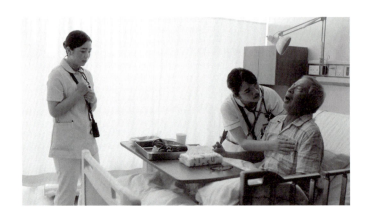

医療安全

33 医療安全

理解を助ける関連情報

保健師助産師看護師法
　第5条（看護師の業務）
　第6条（准看護師の業務）
　第31条　第1項（非看護師の業務禁止）
　第32条（非准看護師の業務禁止）

❗ 指導者の確認を受けずに患者さんにケアしてはいけない

　看護学生のIさんは、初めての実習で受け持ち患者さんのケアができることに対して、張り切っていました。受け持ち患者Kさん（女性、60歳代）は、1週間前に脳梗塞で入院し、左上下肢に麻痺があり、数日前からリハビリテーションが始まりました。また、Kさんは、心原性の脳梗塞で、抗凝固剤を内服していました。Iさんは、Kさんから「〇ちゃん」と名前で呼ばれ、「孫みたいでかわいいわ」といわれていました。Kさんとの関係が良好であると思い、「Kさんのために何かしたい」という気持ちが日に日に強くなりました。

　Kさんの脳梗塞が心原性であるため、積極的に動かすことができません。Kさんは、身長が152cmですが、体重が88kgでかなり大柄です。食事を摂る際に、車椅子に座りますが、早く回復したい一心で、力任せに立位や座位姿勢となり、車椅子に倒れこみそうになることがあります。Kさんからすると「寝たきりだったから足の力が弱っているのね」と転倒の危険があることの認識がないようでした。Iさんは、Kさんに転倒の危険があることを意識付けるため、筋力強化を行いたいと思いました。

　実習2週目となり、同じグループの学生が次々に看護計画を実施していました。しかし、Kさんの立位保持が不安定で転倒の危険があるため、立位訓練や車椅子への移乗を看護師が行い、Iさんは見学することがほとんどでした。また、指導者に見てもらいながら車椅子移乗を実施しましたが、Kさんの立位保持が困難なため、看護師の援助を受けながらの実施でした。Kさんが「〇ちゃん」と親しみを込めて呼んでくれるのも、最初はうれしかったのですが、徐々に「私を看護学生だと思っていないのかもしれない」と思い始めていました。

ある日、カンファレンスでⅠさんは「今日は、Kさんが爪を切ってほしいといったので、切りました」と発表をして指導者を驚愕させました。その反応に「いけないんですか？　爪切りぐらい誰でもできることだと思って……。歯磨きや整髪もしました。誰でもできることですよね」と応えました。

　指導者は、一呼吸おいて「皆さん、なぜKさんの爪切りをしてはいけないんですか」と聞きました。その場にいた他の学生も、なぜ爪切りや歯磨きをしてはいけないのか、理解していませんでした。Kさんがどんな病状で治療をしているかについての理解が不十分だと指摘され、Ⅰさんは自らの行為を後悔しました。

解　説

① 患者さんの状態を理解した上で援助しなければならない

　患者さんのケアをする前には、その日の状態や看護計画をもとに、目的、方法、注意点など指導者に確認してもらいます。これは、実施しようとしている**ケアが安全で**あるか、安楽であるか検討するためです。爪切り、歯磨き、整髪は私たちにとっては、なんでもない**日常的なケア**です。しかし、患者さんの病状によっては、安全に実施できないこともあります。Kさんが内服している抗凝固剤は、脳梗塞の原因である血栓の生成を予防するために用いられます。副作用として易出血の危険があります。爪切りで少しでも皮膚を傷つけると、大出血する危険があります。強く歯茎を刺激するのも危険です。整髪で頭皮を傷つけることは少ないと思います。しかし、リハビリテーションをしているKさんにとって、Ⅰさんが整髪するより、Kさん自身で実施した方がリハビリテーションの効果があがるのではないでしょうか。

② ケア提供者としての責任感がなければならない

　患者さんのケアをするというのは、責任ある行為です。患者さんの病状を理解し、患者さんにあったケアを考える力が、十分備わっていない学生は、ケア提供者である責任感を持つ必要があります。Ⅰさんは、Kさんとの信頼関係を自覚していましたが、看護学生として見てくれないことに、焦りを感じていました。今回、爪切りが大きな事故になりませんでしたが、免許がない学生がケアを指導を受けず実施することは危険です。この場合、指導者に確認してもらい、一緒にケアすることが、ケア提供者として責任ある行動です。

医療安全

③ どんなケアの後もすぐに報告しなければならない

今回の事例では大きな事故になりませんでしたが、患者さんの安全のためケアの後にはすぐに報告しなければなりません。これは、問題が「ある」「ない」にかかわらず、ケア後には、患者さんの状態を確認し、ケアの目的が達成されたか、患者さんの反応はどうかなど、すぐに報告をしましょう。なぜなら皆さんのような学生を含めた病棟のチームで患者さんをみているからです。そのことも自覚して実習しましょう。

（ケース㊴も参照）

COLUMN 4

▶シリンジポンプ

シリンジポンプは輸液ポンプに比べ、患者に薬剤を微量かつ正確な量や速度で持続投与したい場合に用いられる。シリンジポンプを使って投与される薬剤には抗凝固薬や昇圧薬、持続麻酔薬など、どれも患者にとって重要な薬剤である。

シリンジポンプは、シリンジに注入した薬剤をポンプの力で、設定した1時間当たりの投与量に沿ってゆっくりと投与する。投与量は医師の指示によって決められ、投与開始時には指示を看護師2名以上でダブルチェックし、誤投与を予防する。投与量が変わってしまう原因や、急速投与の要因となるため、ポンプは安易に触ってはいけない。シリンジの先には輸液チューブが接続され、患者の末梢静脈注射や中心静脈注射に接続される。観察の際には、注射刺入部や輸液チューブの閉塞・ベッド周囲のものに引っかかったり、引っ張られていないかを確認する。引っ張られることで刺入部から抜けてしまうことがあるため注意が必要である。指示された投与量とポンプの設定量が合っているかの確認も忘れてはいけない。また、チューブ内に空気が入ったり、チューブが閉塞したり、薬液の残量が少なくなったりするとアラームが鳴る。アラームが鳴った際は近くの看護師に声をかける。

シリンジポンプは輸液スタンドに固定されている。その際、固定不良でシリンジポンプが落下することや、スタンドの片側にポンプ類が偏っていると、バランスを崩して倒れることがあるため、位置を確認する。また、患者とシリンジポンプの高さを離しすぎてはいけない。シリンジポンプが患者より高い位置にある場合、高低差により薬剤が急速投与される**サイフォニング現象**が起きることがあるため、注意が必要である。

患者が車いすでの移動や歩行する際にシリンジポンプが固定された輸液スタンドを一緒に動かす時には、電源コードを外す必要がある。その際には十分に充電されていることを確認する。また、輸液チューブが長いと、患者が踏んだりスタンドに絡まったりする場合があるため、チューブの取り扱いにも注意が必要である。

34 医療安全

理解を助ける関連情報

日本看護協会　看護職の倫理綱領（2021年）
6　看護職は、対象となる人々に不利益や危害が生じているときは、人々を保護し安全を確保する。

観察結果を報告し忘れてはいけない

看護学生のJさんは手術後の患者Lさんを受け持っています。

今日は手術後3日目で、手術後の侵襲期から利尿期へ変化する時期でした。Lさんが受けた手術は侵襲の大きい手術で、手術中の水分出納バランスでOUT量よりIN量が多く、術後肺水腫の兆候を知る上で、尿量は大切な観察項目の一つでした。そのため、Lさんはまだ膀胱留置カテーテルが挿入されている状態でした。

朝、指導者との行動調整の時に手術後の観察ポイント、バイタルサイン測定時に尿量の測定を行うことを確認しました。

Jさんは、15時にLさんのバイタルサイン測定を行った後、12時から15時までに排泄されたLさんの尿量を測定するために、膀胱留置カテーテルの採尿バックから尿をカップに移し入れました。カップ内の尿量と尿比重を確認し、自分のメモ帳に記入しました。

その後、バイタルサイン測定の結果をその日の担当看護師に報告しましたが、尿量を報告し忘れてしまいました。

その結果、3時間分の尿量が電子カルテの経過表に記載されず、経過表を見た担当医は「尿量が少ない」と判断し、利尿剤投与の指示と、利尿剤投与後は1時間後と2時間後の尿量測定を行う指示を指示簿に入力し、リーダー看護師に新たな指示を入力したことを伝えました。

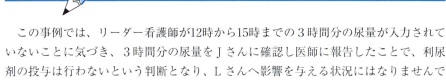

　この事例では、リーダー看護師が12時から15時までの3時間分の尿量が入力されていないことに気づき、3時間分の尿量をJさんに確認し医師に報告したことで、利尿剤の投与は行わないという判断となり、Lさんへ影響を与える状況にはなりませんでした。

　手術後の患者さんにとって水分出納の管理は重要な術後管理の一つです。利尿期に利尿が得られていないと、肺水腫や浮腫が生じ、呼吸困難になったり傷が治りにくくなる可能性があるといわれています。そのため、患者さんの状態に合わせて輸液の投与量や速度を変更したり、利尿剤を投与するなどの対応をしていきます。

　今回は手術後の観察結果を報告し忘れたために、患者さんに必要のない投薬が行われる可能性がありました。このように、観察結果を報告し忘れたことで患者さんに不必要な処置が行われたり、反対に必要な処置が行われなくなる可能性があります。**観察結果の報告は手術後の患者さんだけではなく、すべての患者さんにおいて適切な医療介入が行われるためにとても重要な行動であるといえます。**

　また、観察結果には客観的データだけではなく患者さんの主観的データ、すなわち患者さんの発言も含まれます。例えば、今までなかった症状の訴え（痛みや吐き気など）についても報告をすることが必要です。

　患者さんの状態変化に気づき適切な対応がなされるためには、報告はとても重要であることを理解しておく必要があります。

35 医療安全

理解を助ける関連情報

保健師助産師看護師法　第5条（看護師の業務）
日本看護協会　看護師の倫理綱領（2021年）
　2　看護職は、対象となる人々に平等に看護を提供する。
　7　看護職は、自己の責任と能力を的確に把握し、実施した看護について個人としての責任をもつ。

痛み止めの与薬を患者さんへの思いだけで実施してはいけない

　看護学生のKさんは、腰椎圧迫骨折後の患者さん（80歳代）を担当しています。
　13時に病室へ行くと、「食後に痛み止めは飲んでいるけど、一番痛みが強いから、そこにあるお薬を取ってくれる？　いつも飲んでいる薬だから大丈夫」と辛そうな表情でいいました。毎食後に鎮痛薬（ロキソプロフェン 60 mg）を内服していましたが、それでも苦痛が強い様子であったため、ベッドサイドにあった頓用のロキソプロフェン 60 mg を渡しました。そして、薬効の発現時間に合わせて30分後に痛みの変化を確認することを計画しました。

　30分後、病室に伺うと、ベッドに横になっていました。痛みを確認すると、「大丈夫」と話していたため、Kさんはほっとしました。しかし、顔色が悪く、もう一度体調の変化を確認すると「少し気持ち悪いだけ。ぼーっとする」と活気がありませんでした。痛みで疲労が強いのではないか、自分も同じ薬を内服したことはあるし大丈夫だろうとアセスメントし、それ以上の観察は行わずにその場を離れ、休憩を促すことにしました。

　その後、担当看護師が内服薬の残数確認を行うため訪室すると、持参の頓用薬が減っていることに気がつきました。Kさんは、本人の希望に応じて手渡したこと、痛みは緩和しているようだが活気がみられないことを報告しました。
　患者さんは、当日の採血データで、腎機能の悪化を認めていました。そして、鎮痛剤の変更と腎臓内科への併診依頼がなされました。

解　説

　「痛み止めが欲しい」と訴える患者さんに対して、少しでも早く楽になってほしいと願うものです。

　Kさんも、患者さんの痛みが緩和したようであったため安心し、ゆっくり過ごしてほしいと思い、その場を離れることにしました。Kさんは顔色や意識レベルの変化に気がつくことはできていましたが、何をもって、この観察から疲労と判断したのでしょうか。

　また、市販で購入可能な内服薬である場合、薬の使用に関して油断をしてしまう可能性があります。患者さんの身体状況によっては、重篤な副作用を招き、生命の危機に至ってしまうこともあります。

　本事例では、客観的な観察や検査データから異常の発見がなされ、必要な対処が行われました。患者さんからの主観的な情報や自分自身の内服経験に限らず、患者さんの身体状況（年齢、既往歴、採血結果など）を**多角的な視点**で客観的に観察し、加齢による薬物動態の変化や既往歴などを総合的にアセスメントした上で適切な医療を提供することが必要です。

36 医療安全

理解を助ける関連情報

日本看護協会　看護職の倫理綱領（2021年）
　7　看護職は、自己の責任と能力を的確に把握し、実施した看護について個人としての責任をもつ。

❗ 容態が急変した時に、患者さんを一人にしてはいけない

　看護学生のLさんの受け持ち患者さんは、本日が抗がん剤の投与日です。担当看護師が抗がん剤を投与し、投与直後の観察を終え、ベッドサイドを離れたので、Lさんは患者さんとコミュニケーションを取っていました。

　患者さんと話し始めて数分したところで患者さんより「息が苦しい気がする。全身がかゆい」との訴えがあり、確認をすると口唇にチアノーゼが出現し、皮膚には膨隆疹（ぼうりゅうしん）が出ていました。

　担当看護師に報告しようとベッドサイドを離れ担当看護師を探しましたが、見つけることができず困っていたところ、指導者より声をかけられました。

解　説

　病院というさまざまな疾患を抱えた患者さんが入院している環境においては、患者さんの状態が急に変化することは珍しいことではありません。実習中に受け持っている患者さんの**状態の急な変化**に遭遇したとしても、患者さんを一人にしないようにしましょう。

　急な変化に対しても患者さんを一人にしてはいけない理由としては、医療安全面と患者さんの心理面の二つの側面が挙げられます。

　医療安全面に関しては、患者さんの急な変化が起きた時の対応として即座に緊急度や患者状態をアセスメントし必要な処置を行うことが求められることが多いです。そ

のためにはどういった経過でそのような状態になったのか、どのような症状が出ているのか、いつからどれくらいの時間そのような状態が続いているのかといった情報が必要となってきます。場合によっては即座に心肺蘇生を開始しなければならない場合もあるため、患者さんを一人にしないようにしましょう。また、急な変化が起きた時の患者さんの心理面の特徴として、動揺や不安、恐怖、混乱をきたしていることが多いです。そのような状況において一人にされることは身体的にも精神的にも辛い思いをしてしまうため、ベッドサイドを離れないようにしましょう。

　とはいえ、急な変化の際の対応に関しては座学では学んでいても、実際に実習中に遭遇した際にどう対応していいかわからないことがほとんどなのではないかと思います。看護職の倫理綱領第7条に記載されている通り、看護職は「自己の能力を超えた看護が求められる場合には、支援や指導を自ら得たり、業務の変更を求めたりして、安全で質の高い看護を提供するよう努める」ことが求められています。看護学生が急変の現場で適切な対応を行うことは「自己の能力を超えた看護が求められる場合」に該当するのではないかと考えます。その場合はまず、「支援や指導を自ら得たり、業務の変更を求めたりして、安全で質の高い看護を提供するよう努める」ことが求められるため、その場を離れずナースコールを押したり、大きな声で助けを呼んで患者さんを一人にしないようにしましょう。

　また、看護師や指導者がいない場合に、ベッドサイドでの患者さんの変化の一部始終を観察しているのは看護学生になるため、ベッドサイドで自分にできることを行うことを心がけましょう。具体的には、時間を確認する、症状を確認する、患者さんが安心できるような声掛け・タッチングを行う、バイタルサインの測定を行う、環境整備を行うなど状況に応じて自分ができることを考えられると良いですね。

37 医療安全

理解を助ける関連情報

保健師助産師看護師法
　　第5条（看護師の業務）
　　第6条（准看護師の業務）
　　第31条　第1項（非看護師の業務禁止）
　　第32条（非准看護師の業務禁止）
民法　第709条（不法行為）

患者さんにお願いされても勝手にリハビリをしてはいけない

　看護学生のMさんは老年看護学実習で右膝関節置換術を受けた80歳代女性の患者Aさんを受け持ちました。

　MさんはAさんの術後3日目から受け持ったため、すでにリハビリテーション室でのリハビリテーションが開始されていました。
　毎日、Aさんとともにリハビリテーション室に行ってAさんの頑張りを見ていたMさんは、
「早く元気になりたい」
と話すAさんの気持ちがとても良くわかりました。

　実習は2週間目に入り、Aさんのリハビリテーションは進み、病棟内の歩行が許可されました。Mさんは、Aさんがトイレまで歩行する際に付き添いをしました。ふらつきや痛みはなく歩行が安定していると思いました。リハビリテーションでは理学療法士の階段昇降の訓練が開始されており、Mさんも付き添いました。少しふらつきがありましたがAさんは階段の昇降ができていました。Aさんの一生懸命さが伝わってきて
「早く元気になって退院できると良いですね。一緒にがんばりましょうね」
と励ましの声をかけました。

　次の日に、Aさんから
「できるだけ早く元気になって家に帰りたいの。家はアパートの2階でエレベーターがないから階段を上がれるようにならないと帰れないの。昨日、リハビリテーションの先生と階段を上がれたでしょう。もっと頑張ってみたいわ。これからトイレにいく

医 療 安 全

ので、その後にあなたが付き添って階段の練習に行きたいわ」
とお願いされました。

　Mさんは A さんの気持ちがとても良くわかりました。そして高齢者だからこそ、日常生活の中で活動量を上げて筋力アップをすることが大切で、高齢者のやる気を最大限に活用する関わりが重要だと学んだことを思い出しました。

　先日、理学療法士とともに階段の昇降をしていた A さんを見ていたので、自分が付き添って階段の昇降をすることができると考えました。

　さらに M さんは、今日は私の実習も最終日だから、今日、私が付き添わなくては A さんはやる気をなくしてしまうだろうと思いました。そこで M さんは
「私が付き添って階段に行きましょう」
と答え、A さんがトイレに行った後に、一緒に階段に行きました。M さんは A さんの横に立って、ふらついたら支えるつもりでした。
A さんが階段を左足で一歩上がり、
「できたでしょう」
といった時に M さんは大変、嬉しくなりました。

　A さんが次に右足で一歩上がった時に、ふらついたと思ったら後ろに転倒して尻もちをつきました。
A さんは
「お尻が痛くて立てないわ」
と悲痛な声でいいました。

　M さんは、あわててナースステーションに行き、看護師を呼んで患者さんをベッドに搬送しました。

　A さんには、外傷や骨折はなかったのですが、腰が痛くて 1 週間ベッド上で過ごすことになり、せっかく進んでいたリハビリテーションもやり直しになりました。

79

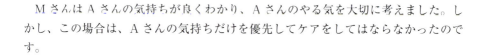
解 説

　Mさんは A さんの気持ちが良くわかり、A さんのやる気を大切に考えました。しかし、この場合は、A さんの気持ちだけを優先してケアをしてはならなかったのです。

　看護職は、医師や理学療法士と患者さんの病状や今後の**リハビリテーション**の進め方を議論して決めた治療やリハビリテーション計画を最優先し、患者さんが順調に元気になることを支援する必要があります。

　患者さんの気持ちを汲み、患者さんがやる気を失わないようにケアすることは大切ですが、患者さんにも治療やリハビリテーション計画を説明して理解してもらうことが大切です。M さんは A さんの元気になりたい気持ちを理解した後に、A さんにとって最も良い状態で回復していける方法で看護ケアを進めなければなりません。特に高齢者の患者さんは、早く動かなくては動けなくなってしまうと心配になりやすいのですが、その焦りが**転倒事故**を起こしやすくさせます。

　また、M さんの高齢者の早期離床に関する知識も不足しています。**早期離床**とは危険を起こして離床を進めることではなく、患者さんの状態をしっかりと捉えて、その患者さんに合った離床を進めることなのです。さらに、M さんは指導者に相談したり、連絡や報告をすることを怠っています。

　M さんは理学療法士が階段でのリハビリテーションをしている場面を見て、少しふらつきがあると気づいていても、A さんが階段を昇降することができると判断した点にはアセスメントに不足があります。

　正しくアセスメントできれば階段での練習は止めたでしょう。A さんが階段から落ちないように介助する M さんの立ち位置も考える必要があります。

　階段を上がれるか否かは、見ていて安易に判断できることではありません。看護師をはじめとする多職種で相談しながら、アセスメントを行い、患者さんの状態を的確に知ることが必要だったのです。

　M さんが自分の実習が最終日なので歩かせてあげたいと考えたことも、実は A さん中心ではなく、M さんの都合です。M さんの実習が終了しても A さんが将来的に回復していくことを見据えた判断が必要です。

医療安全

38 医療安全

理解を助ける関連情報

保健師助産師看護師法
　　第5条（看護師の業務）
　　第6条（准看護師の業務）
　　第31条　第1項（非看護師の業務禁止）
　　第32条（非准看護師の業務禁止）

学生の判断で患者さんの歩行訓練を行ってはいけない

　看護学生のNさんは2週間の病院実習で脳梗塞のBさんを担当しています。
　Bさんの病状は徐々に回復し、リハビリテーションでは歩行器を使用し病棟内で歩行訓練を行っています。しかし、右半身の麻痺があることから、一人での歩行は許可されていませんでした。Bさんは、かねてから「早く退院したいんだよ、妻が待っているからね」と話し、リハビリテーションに積極的です。Nさんは、リハビリテーション室でBさんが歩行訓練する様子を毎回見学していました。

　実習10日目にNさんがベッドサイドに行った際、Bさんが「廊下を一人で歩く練習がしたいので、付き添ってくれるかい？」といいました。Nさんは、一人では不安なので、指導者を呼んでくるので待って欲しいことを伝えましたが、Bさんは「見ていてくれれば大丈夫だから」とその場で立ち上がりました。
　Nさんはリハビリテーション室でBさんがうまく歩行できていた場面を見ていたため、自分が見守っていれば大丈夫だろうと思い、Bさんに付き添うことにして、病室入口まで20歩ほど右手を支えて一緒に歩きました。
　病室から廊下に出ようとした際に、担当看護師が通りかかりました。Bさんに、「学生さんとだけではなく、看護師とも一緒に練習しましょうね」と学生が支えていた手をバトンタッチして歩行器を準備し歩行訓練を続けました。

　歩行訓練が終了した後で、Nさんは指導者から、学生のみで歩行訓練を行わないように指導を受けました。

解 説

　脳梗塞の後遺症により麻痺症状が残る方が多く、入院する前のようには歩けない場合もあります。麻痺によって一人で起き上がれなかったり、立ち上がる時にバランスがとれなかったりします。そのため、もとの日常生活に戻るために、治療の一貫としてリハビリテーション計画をたてて歩行訓練を行います。

　この事例の患者さんは、右半身の麻痺がありバランスを崩しやすいため、医師の指示では一人での歩行は許可されていませんでした。そのため、一人で歩くことによって転ぶ危険性があり、必ず付き添いが必要だったのです。

　一人で歩行中にバランスを崩して転倒することによって、手をついて骨折したり、大腿骨頸部骨折に至った事例もあります。また、頭をぶつけることで脳出血を起こす可能性もあります。その場合には、入院期間が延びるだけではなく、本来受けるべき脳梗塞の治療やリハビリテーションができなくなってしまいます。

　このように歩行訓練には、学生が予測できないことが起こる可能性があります。患者さんの安全を保障するためには、看護師に声をかけて一緒に行ってもらいましょう。

医療安全

39 医療安全

理解を助ける関連情報

保健師助産師看護師法
　　第5条（看護師の業務）
　　第6条（准看護師の業務）
　　第31条（非看護師の業務禁止）
　　第32条（非准看護師の業務禁止）
刑法　第204条（傷害罪）
民法　第709条（不法行為）

爪切りやカミソリでのひげ剃りは、学生だけで行ってはいけない

　看護学生のOさんの担当患者Cさんは70歳代男性で、左脳梗塞の発症と、右半身の軽度の運動麻痺・感覚麻痺の後遺症のため、抗凝固剤の内服治療とリハビリテーションを行っていました。Cさんはボディイメージの変化により自尊感情が低下し、Oさんが病棟の歩行訓練を計画しても、「今日は疲れたから」となかなか応じてくれませんでした。

　朝、Oさんが病室に行くと、Cさんは爪切りを持って右手で爪を切ろうとしていました。まだ右手に力が入らずしびれも残っているため、爪切りの刃で皮膚を挟みそうになりました。Cさんは手を止め、「やっぱり無理だね」と寂しそうにいいました。そして「爪が伸びて布団に引っかかるんだ。Oさん切ってくれないかな」と頼んできました。OさんはCさんに頼まれたことが嬉しく、爪切りくらいなら自分でもできると思い、「いいですよ」とCさんから爪切りを受け取りました。もともと器用なOさんは、思った通り爪をきれいに切りそろえることができました。Cさんは整った爪を見ながら「Oさんうまいね。これで爪が引っかからなくなった。ありがとう」と今まで見たことのない笑顔を見せました。

　そして「Oさん、ひげ剃りもお願いできないだろうか……5日も剃ってないからみっともないんだ。ただでさえこんなになって情けないのに、これじゃあ人前に出たくないよ」と訴えました。いつも歩行訓練に消極的なことと、「人前に出たくない」という言葉が重なり、ひげを剃ったらリハビリテーションに積極的になるかもしれないとOさんは思いました。ひげ剃りは自信がなかったのですが「クリームぬって、カミソリでシューって剃ればいいんだ、Oさんならできるよ」とCさんからいわれ

るとできるような気がしました。何より頼まれたことが嬉しかったOさんは、「わかりました」と準備を始めました。

　Cさんから教えられたようにシェービングクリームを顔に塗り、それから頬にカミソリを当て、手を下に下ろそうとしました。ところが、皮膚に張りがなくうまく剃れません。また、刃がひげに引っかかってしまうので、軽い力では剃れませんでした。そのため、少し力を入れて剃刀を持ち、顔の曲線に沿って剃り下ろした時でした。刃がひげに引っかかり、そのまま刃が横にスライドしてしまいました。「あっ」と思い、すぐにカミソリを頬から離しましたが、右の頬から血が流れています。Oさんはそばにあったティッシュで傷口を押さえましたが、なかなか血が止まりません。

　その後、すぐに指導者に報告し、指導者がCさんの傷を処置し、剃り残したひげを綺麗に整え、Oさんは指導者と一緒に謝罪しました。Cさんは「無理に頼んじゃったから僕の方こそ申し訳なかった。大丈夫だよ」といってくださいましたが、Oさんは申し訳ない気持ちでいっぱいでした。

　指導者からは、「ひげを整えようと思ったことは良いことですが、爪切りもひげ剃りも刃物を扱います。相談せずに一人で実施するべきではありませんでした。それに、ケアを行う時には手技も含めて事前に学修する、計画を事前に確認することも怠っていました。Cさんは抗凝固剤を内服していましたので、出血時のリスクも考慮する必要がありました。今後はこのようなことがないように注意してください」と助言されました。

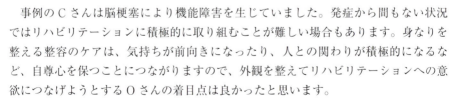

解説

　事例のCさんは脳梗塞により機能障害を生じていました。発症から間もない状況ではリハビリテーションに積極的に取り組むことが難しい場合もあります。身なりを整える整容のケアは、気持ちが前向きになったり、人との関わりが積極的になるなど、自尊心を保つことにつながりますので、外観を整えてリハビリテーションへの意欲につなげようとするOさんの着目点は良かったと思います。
　しかし、爪切りやカミソリは刃物であり、相手を傷つける可能性があるのです。過去には看護師の爪のケアが訴訟問題になったこともありました（2007年）。

医療安全

　Cさんは5日間ひげを剃っていないと話しているので、ひげが長かった可能性があります。長期間ひげ剃りがされなかったことも反省点ではありますが、ひげが長い場合は短くしてからカミソリを使用した方が良かったかもしれません。また、顔を清拭せずにひげ剃りを開始しているので、皮膚の皮脂や汚れにより感染のリスクもあります。顔の運動麻痺や感覚麻痺がある場合は、顔の筋肉を自分で動かせない、あるいは痛みがあっても感じにくいため、ケアをする側が剃りやすいように皮膚を伸展すること、痛みが生じないように注意することなどが必要となります。さらにCさんは抗凝固剤を服用しているので、止血しづらい状況であることも考慮が必要でした。

　爪切りやひげ剃りを実施する前には、爪やひげの状態をアセスメントし、どのような物品を使用しどのような方法で行うかを事前に考え、計画を立て、それらが安全で患者さんに合った内容であるかを、指導者と十分確認し合った上で、指導を受けながら行っていく必要があります。

（ケース㉝も参照）

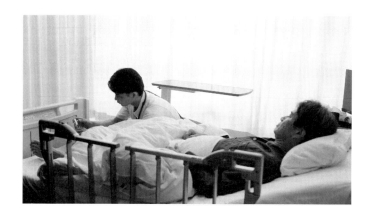

COLUMN 5

▶上肢（上腕動脈）での血圧測定の禁忌と対応

血圧は、通常、上腕にマンシェットを巻き、肘窩の上腕動脈を聴診して測定される。

下記の場合は、原則として当該側の上肢では**血圧測定は禁忌**である。

1. 血圧測定の禁忌要件とその理由

1）人工透析患者のシャント造設肢

マンシェットで血管を圧迫することでシャントが閉塞しやすくなる。

2）創がある上肢

マンシェットで血管を圧迫することで血流が途絶えるため、**創の治癒を遅延**させたり、**痛みを増強させる**可能性がある。

3）乳がんの手術に伴い腋窩のリンパ節郭清を行った側

マンシェットで血管を圧迫することで血液やリンパ液の流れが途絶えるため、**浮腫が出現**しやすくなる。

4）点滴静脈内注射刺入側の上肢

マンシェットで血管を圧迫することで、**点滴が中断**してしまったり、点滴が中断することで**注射針内に血栓ができ、閉塞**しやすくなるため。

5）麻痺側の上肢

自律神経の働きが断絶していたり、筋のポンプ機能が低下しているために、健側に比べて**低い値**となる。

2. 両側の上肢が血圧測定禁忌に該当するケースの血圧測定

片麻痺があり、健側の上肢に点滴している場合、前腕にシャントがあり反対側の上肢から点滴をしている場合など、上肢の両側が**血圧測定禁忌**である患者の血圧を測定する場合は下記の方法で測定する。

1）下肢での血圧測定

両上肢での血圧測定が不可能な場合は、下腿にマンシェットを巻き、足背動脈触知（または聴診）による血圧測定を行う。

2）原則として禁忌であるが、上肢での血圧測定が可能な場合

点滴静脈内注射内に使われている薬剤が、短時間の中断では身体に何らかの影響を及ぼす可能性がない場合（昇圧剤や降圧剤など、注入が中断されると**血圧が変動する薬剤が使われている場合は禁忌**）は、点滴静脈内注射針刺入側の上肢で、マンシェットによる圧迫時間が短時間になるよう、手早く血圧測定を実施する。

ただし、**マシェットを巻く位置**や、聴診器を当てる部位が**点滴の針先を動かす可能性がない場所**であることを確認し、測定時に点滴針の先が血管から**外れて点滴が漏れてしまわないように**慎重に、しかも、**短時間**で測定できる技術が必要である。

また、麻痺の程度によっては、左右の上肢間で血圧に差が生じないケースもあり、その場合は、麻痺側の上肢で測定することもある。

いずれの場合も、必ず、**指導者や受け持ち看護師に自分の考えを伝えて助言を受けた**うえで測定方法を決め、患者にも実施方法を説明し、**同意を得てから**測定する。

また、血圧の測定で迷うような患者さんの場合は、**診療録に測定部位や方法が記載されていることもある**ので、記録などで確認する。

感染予防

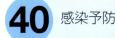

40 感染予防

理解を助ける関連情報

学校保健安全法　第19条（出席停止）
感染症の予防及び感染症の患者に対する医療に関する法律
　　第6条　第6項（5類感染症）
医療法　第6条の10（医療安全の責務）
刑法　第204条（傷害罪）
民法　第709条（不法行為）

発疹・発熱のある時には実習に行ってはいけない

　看護学生のPさんは前日から腹部に2、3個の発疹がありましたが、普段から疲れるとニキビ様の発疹ができるため、気にしていませんでした。本日は大切なカンファレンスがあります。朝の体温は37.1℃、頭痛と倦怠感が軽度あります。しかしPさんは朝の身支度を急いだから体が少し温まったんだ、頭痛や倦怠感は睡眠不足が原因だと考え、痛み止めを飲んで急ぎ実習病棟へ行きました。
　担当している患者さんは80歳代でステロイド療法を受けています。

　Pさんは午前中の清潔ケアやバイタルサイン測定を行い、午後のカンファレンスに向けて準備をしていました。午前中は薬を飲んでいたので、発熱・頭痛はありませんでした。しかしPさんは午後になり寒気を感じたため、検温したところ体温は38.0℃でした。

　この時初めて教員へ発熱したこと、朝に微熱があったことを報告しました。教員から他に症状がないか確認され、腹部を見ると水泡を伴う紅斑がありました。
　直ちにPさんは面談室に移動して室内で待機するよう教員から指示を受けました。教員が指導者と病棟師長にPさんに水痘の疑いがあることを報告し、他の学生も面談室に入らないよう指示を受けました。病棟師長からPさんの担当患者さんの主治医へ報告がなされました。Pさんは診察を受け、「水痘」と診断されました。病棟ではPさんが接触した可能性がある患者さんが確認され、患者さんとそのご家族へは主治医が状況と対応について説明しました。

　Pさんは保健室から再三にわたって水痘の抗体価が低いため、ワクチン接種をするよう指導されていましたが、小児看護学実習はまだだからとワクチン接種をしてい

ませんでした。また教員へ抗体価が低いこと、ワクチン未接種であることを伝えていませんでした。

Pさんはすべての発疹が痂皮(かひ)になるまで出席停止、自宅待機となりました。担当の教員と主任教員が実習病院に行き、報告と謝罪をしました。Pさんは回復後に事故報告書を作成し、教員と実習病院へ謝罪に行きました。

幸いなことに、Pさんと接触があった患者さんは発症することはありませんでした。

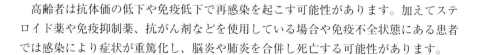

高齢者は抗体価の低下や免疫低下で再感染を起こす可能性があります。加えてステロイド薬や免疫抑制薬、抗がん剤などを使用している場合や免疫不全状態にある患者では感染により症状が重篤化し、脳炎や肺炎を合併し死亡する可能性があります。

Pさんは、
・自分の抗体価が低いことで感染すると患者さんを危険に晒すことを理解していなかった
・ワクチンを接種しなかった
・抗体価が低いこと、ワクチン未接種であることを教員へ伝えていなかった
・腹部に発疹があり、翌朝には微熱や他の症状があったが、教員に連絡や相談をせずに実習を続けた
・痛み止めを内服したことで感染症の発見が遅くなった
その結果、患者さんとそのご家族を危険に晒し、病棟に多大な迷惑をかけてしまいました。

感染性疾患は水痘・麻疹・風疹・流行性耳下腺炎などがあり、実習参加前から注意が必要です。これらの疾患に対しては抗体価を調べ、もしも抗体価が低い時にはワクチン接種をしておきましょう。アレルギーなどによりワクチン接種ができない場合は、事前に教員へ報告します。そして上記の感染性疾患について症状の特徴や感染経路、潜伏期間、感染の経過や期間を確認しましょう。

水痘は小児だけが罹患する疾患ではなく、成人や高齢者も罹患する可能性がありま

感　染　予　防

す。さらに妊婦が罹患した場合、胎児へ影響を及ぼす危険があります。水痘以外の感染性疾患も成人・高齢者への影響が懸念されます。そのため、小児看護学実習はもちろん、それ以外の実習においても自分が患者さんへ与える影響を考え、自分の体調を把握することや症状がある時に実習場に行くのを控えるなど、適切な行動をとる必要があります。体調の変化がある時は実習場に行く前に教員に相談し、受診や休息を取りましょう。

COLUMN 6

▶実習で役に立つ感染管理の基本

　手洗いと手指消毒をまとめて「**手指衛生**」と呼ぶが、これは感染管理の基本となる標準予防策の中で特に重要で、医療従事者全員が徹底すべき感染予防技術である。これを必要な場面で、意図的に実践できるように繰り返し訓練することも、臨地実習の重要な課題である。「時々手を洗えばいいのでは？」という曖昧な感覚で実践していても、有効な手指衛生にはならない。

　手指衛生を行う場面は、世界保健機構（WHO）が推奨している五つのタイミングをまず理解することが大切である。そして、タイミングを呪文のように「暗記」するだけではなく、このタイミングで実施する「目的」や「理由・根拠」をとらえて、頭で考えなくても体が動くように習慣化させることを目標にしてほしい。

　【① 患者さんに触れる前】に手指衛生を行う根拠は、自分の手指に付着している細菌やウイルスなどの病原体を患者さんに伝播させ

ないため、【② 患者さんに触れた後】は患者さんが保有する病原体を他の患者さんや、スタッフステーション等の医療環境に移動させないためである。そして、これらが交差感染やアウトブレイクの防止に有効であると同時に、皆さん自身の安全や健康につながることを理解しておいてほしい。【③ 体液に曝露した可能性がある時】、【④ 患者さんの周囲環境に触れた後】も同様の目的や根拠となり、【⑤ 清潔・無菌操作の前】は、患者さんの体内へ病原体が侵入することを防ぐために重要なタイミングとなる。

　患者さんと自分自身の安全を守るための術となり、技である手指衛生。

　これから先、医療現場で働くプロとして、目には見えない細菌やウイルスと的確に、確実にたたかう必要がある。実習中であっても、一連のケア実践の中で手指衛生を理論的・科学的にとらえ、医療・看護を学ぶ者としての自覚を持って、早い段階から確実に身につけ習慣化させてほしい。

89

41 感染予防

理解を助ける関連情報

学校保健安全法　第19条（出席停止）
感染症の予防及び感染症の患者に対する医療に関する法律
　　第6条（5類感染症）
医療法　第3章（医療の安全の確保）
刑法　第204条（傷害罪）
民法　第709条（不法行為）

体調が悪い時に、無理に実習へ出てはいけない

　看護学生のQさんは、小児看護学実習の3日目です。朝起きると咳嗽（がいそう）があり、熱が37.4℃ありました。いままでにも年に何回か同様の症状が出て、時間が経つと軽快することがあったため、「前にも同じことあってすぐに良くなったから大丈夫かな。患者さんが待っているし行かないと」と考え、市販薬を内服して実習病棟に行きました。

　午前中は患者さんとのコミュニケーションや清潔ケアを行うことができましたが、症状は軽快することはなく悪化する一方でした。家族が面会している時にも咳き込んでいて、家族から「あの学生さん、結構咳がでているけど大丈夫ですか？」と看護師に問い合わせがありました。熱を測ると38.0℃で、頭痛とめまいが強く、悪寒も出てきました。実習継続が難しい状態となったため、しばらく休んでから帰宅することになりました。

解 説

　体調が悪い場合や場合は、無理に実習に行ってはいけません。**インフルエンザウイルス**や**コロナウイルス**などの**感染症**の可能性もあります。入院中の患者さんの多くは免疫力が低下し容易に感染します。たとえ受け持っている患者さんに移らなくても、他の患者さんに感染する場合もあります。また看護師や学生同士に感染する可能性もあります。

　感染症ではなくとも、体調が悪い場合注意力の散漫や集中力の低下などにより普段できていることもできなくなり、患者さんの目の前で倒れる可能性もあり思わぬ事故につながります。また、今回家族からの指摘があったため、家族との関係性構築にも障害が生じてしまいます。体調が悪い様子を患者さんや家族が見てどのように思われるでしょう。ぜひ考えてみましょう。

　体調が悪い時や発熱がある時は、無理に実習に参加せず学校や病院と連携し正しい対応をしましょう。

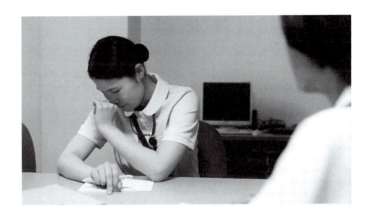

42 感染予防

理解を助ける関連情報

◉**標準予防策（スタンダード・プリコーション）**◉
すべての患者の血液、体液（唾液、胸水、腹水、心嚢液、脳脊髄液等）、分泌物（汗は除く）、排泄物、あるいは傷のある皮膚や、粘膜を感染の危険性のある物質とみなし対応すること。患者と医療従事者双方の病院内での感染を予防するための対策。

▲再現ドラマはこちらから

❗ ユニフォームを着たままで病院外に買い物に行ってはいけない

　看護学生のRさんは2週間の病棟実習中です。学生用更衣室と休憩室は道路を隔てた向かいにあります。

　実習5日目、指導者と1日の行動調整を終えた学生4名は昼食時間が重ならないよう時間調整をしました。12時になりRさんの昼食時間になりました。Rさんは自宅に昼食を忘れてきたことを思い出し、休憩室の隣にあるスーパーへ実習用ユニフォームのまま入店しお弁当を購入しました。

　買い物を終えたRさんがスーパーを出ると実習病棟の看護師から「実習中の学生さん？　ユニフォームのまま買い物していいの？」と声をかけられました。Rさんは何がいけないのかわからず「はい。大丈夫です」と答えました。
　Rさんは昼食休憩を終え病棟へ戻りました。そして、先ほどのやりとりを指導者へ報告しました。指導者から「ユニフォームは清潔だと思いますか？」と質問されたRさんは「毎日洗濯しているので清潔だと思います」と返答しました。

解 説

　看護職にとってユニフォームは仕事着です。クリーニング済みのユニフォームを着用しているRさんには清潔できれいに映るかもしれません。しかし、看護業務は排泄物や血液を含む体液といった感染性廃棄物を頻回に取り扱うため、ユニフォームは**感染源**になることを理解しておく必要があります。ユニフォーム以外にもマスクやアイガード、筆記用具など身につけている物すべてに同じことがいえます。

　正しい感染の知識を身につけることは感染から自分の身を守るだけでなく、自分の周りにいる大切な人を感染から守ることにつながります。よって、学生のうちから正しい感染予防対策を身につけましょう。

　また、安全面の観点からも実習時間中に実習施設の敷地外に行くことは望ましくありません。なぜなら、敷地外の商業施設などまで目が行き届かないため、事故や事件に巻き込まれた際に、所在がわからず学生の皆さんを守ることができないからです。実習における休憩時間は自由時間ではなく実習時間内であることを念頭に責任のある行動を心がけましょう。

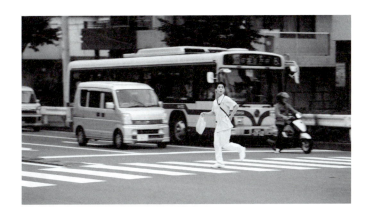

43 感染予防

理解を助ける関連情報

◉ **標準予防策（スタンダード・プリコーション）** ◉

すべての患者の血液、体液（唾液、胸水、腹水、心嚢液、脳脊髄液等）、分泌物（汗は除く）、排泄物、あるいは傷のある皮膚や、粘膜を感染の危険性のある物質とみなし対応すること。患者と医療従事者双方の病院内での感染を予防するための対策。

医療法　第6条の10（病院等の管理者の責務）
医療法施行規則　第1条の11　第2項（管理者が確保すべき安全管理の体制）

 ベッドサイドの汚れやゴミに安易に触れてはいけない

何で汚染されているかわからないものを安易に清掃してはいけない

　看護学生のSさんは、月曜日に患者さんのもとへ伺おうとすると、受け持ち患者さんは大部屋から個室へ移動していました。週末患者さんにお会いしていなかったので、挨拶と環境整備をするために個室へ伺いました。お部屋に入ると、ベッドサイドの床が濡れていることに気がつきました。Sさんはペーパータオルを取り、汚れをふき取りゴミ箱へ捨てました。

　その後ナースステーションへ戻り電子カルテで情報収集をしていると、看護師が来て、「患者さんの痰から多剤耐性菌が検出されたので、個室管理になりました。接触感染予防策を遵守する必要があるので、患者さんに触れたり、環境整備をする時、バイタルサインを測定する時は個人防護用具を着用してね」といわれてびっくりしました。

　看護師へ部屋の中の床が汚れていたため、手袋をせずにふき取りをしたことを伝えると、「今すぐ石鹸で手洗いをし、手指消毒をしましょう。その後何で床が汚れていたのか、一緒に確認しに行きましょう」といわれました。手洗い、手指消毒後にお部屋へ伺い看護師と確認すると、吸引チューブの先端から水様のものがポタポタおちていました。ベッドサイドにこぼれていたのは、痰だったのです。

感染予防

解　説

　患者さんのベッドサイドの環境整備は感染管理、安全管理や患者さんに快適に入院生活を過ごしていただくためにも必要な看護です。また、週末患者さんにお会いしていなかったため、Ｓさんがまずは患者さんの状態を確認するためにご挨拶に伺ったことはとても大切です。床の汚染に気がついたのもとても良い視点です。しかしながら今回は、床の清掃方法に問題がありました。

　ベッドサイドは何で汚染されているかわからない可能性があります。患者さんの排泄物、分泌物などが含まれているかもしれません。これらは病原菌やウイルスが存在する可能性があり、これらに触れた手で他の患者さんへ触れたり電子カルテに触れることで、そこから今度は別の患者さんへ**感染症**をうつしてしまう可能性があります。

　今回はＳさんが痰をふき取るのに素手でペーパータオルを扱っています。それにより、体液（痰）が手に付着した可能性が考えられ、手洗い、手指消毒をせずに電子カルテや他の医療機器、患者さんに触れることで菌をうつしてしまう可能性があります。また、週末になぜ患者さんが個室へ移動していたのか理由を知らずに対応するのは危険です。多剤耐性菌は接触感染予防策を徹底することで、患者さんと医療従事者間の感染を予防します。そのため可能であれば個室に移って頂き、極力他の患者さんとの接触を予防できる環境を整えます。それに加え、患者さんや患者さんの周辺環境に触れる時にはガウンなどの個人防護具を着用します。個人防護具は病室退室前に外し、手指消毒を行います。必要物品（聴診器や血圧計、体温計）もその患者さん専用にすることで、医療機器を介した感染の予防につながります。

　感染症によっては、アルコール消毒では効果がない感染症もあります。感染症に合わせた消毒方法が必要となってくるため、どのような感染症が患者さんから検出されているのか、対応方法を確認してから患者さんのベッドサイドへ行くようにしましょう。

44 感染予防

理解を助ける関連情報

刑法　第245条

実習施設で安易にスマートフォンの充電をしてはいけない

看護学生のTさんは、基礎看護学実習の初日でした。
実習病院のカンファレンスルームでスマートフォンの充電をしたところ、指導者に「誰ですか？　ここでスマホを充電しているのは？」と注意を受けました。
Tさんは、どうしていけないのだろうか、充電が切れそうなので少しくらいいいのでは？　何かわからないことがあったら、スマホで調べることができて欠かせないものなのにと思いながら、不満げに充電をやめました。

解　説

実習施設でスマートフォンの充電をしてはいけない理由は二つあります。
一つ目は、スマートフォンが日々さらされている環境は、衛生面から見ると、かなり不潔です。手指を清潔にしたつもりで、菌やウイルスが付着しているスマートフォンを触り、そのまま患者さんのところへ行くことになったらどうでしょうか？
また、電源は低い位置にあることが多く、スマートフォンを床において充電している場面も見かけます。床には雑菌が多く見られており、さらにスマートフォンへ細菌が付着し、それを手で触ることになると悪循環となります。

二つ目の理由は、実習施設に黙って電源を使用し充電するということは、電気の窃盗になる点です。スマートフォンの充電を行うなどの目的で実習施設のコンセントを無断で使用することは、電気窃盗になり得ます。
スマートフォンやパソコン等の使用のためだけではなく、他の利用者に迷惑がかか

るような電子機器や家電等の使用のために使うなど、管理者が意図しない態様でコンセントを使用した場合には、窃盗罪が成立する可能性があるのです。

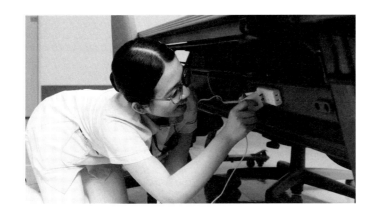

充電させて
もらおっと!

誰ですか?
ここで充電して
いるのは?!

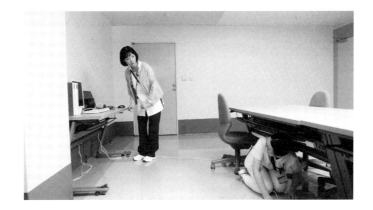

45 ハラスメント

理解を助ける関連情報

【引用文献】
1）文部科学省委託調査 「大学教育改革の実態把握及び分析等に関する調査研究」～大学におけるハラスメント対応の現状と課題に関する調査研究～（2020年）
https://www.mext.go.jp/content/20200915-mxt_gaigakuc3-000009913_1.pdf

患者さんからハラスメントを受けた時、一人で悩んでいてはいけない

　看護学生のUさんは、40歳代男性で回復期にある統合失調症の患者さんを受け持つことになりました。初めて患者さんを受け持つ実習で、とても緊張していましたが、患者さんと信頼関係を築く関わりを通して患者さんにとって必要な支援ができることを楽しみにしていました。実習初日から積極的に患者さんとの関わりを多くもちながら、病の辛さに共感的支持的に関与していました。患者さんからも「話を聞いてもらえてほっとする」「これからも色々と話をしたいし聞いてもらいたい」との発言が聞かれてUさんはうれしく思っていました。

　実習6日目、患者さんから「笑顔が可愛くて、優しくてタイプです」や「手を握ってもらえると安心します」と顔や体のことをいわれたり、必要以上に個人的な質問をされてしまい、どのように関われば良いのかわからなくなってしまいました。話し合いの時間になったと伝え、一旦控室に戻ってきましたが緊張状態が続いていたため、教員と指導者に声をかけ一連の出来事を相談することにしました。

　その後指導者も含めた3名で関わりの機会を設けていくことになりました。改めて患者さんが発した言葉の背景と関わりから見えた対象について理解をした上で、関わりの時間や場所の検討もケアに追加するなど計画を見直すことになりました。そして実習終了時に患者さんから「Uさんに話を丁寧に聞いてもらえたおかげで、退院後に自分がしたいと思うことが見つかりました」と援助的関係を結ぶことができました。

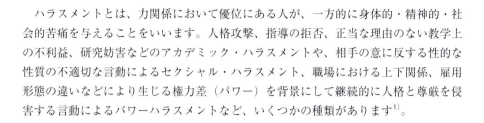

解 説

　ハラスメントとは、力関係において優位にある人が、一方的に身体的・精神的・社会的苦痛を与えることをいいます。人格攻撃、指導の拒否、正当な理由のない教学上の不利益、研究妨害などのアカデミック・ハラスメントや、相手の意に反する性的な性質の不適切な言動によるセクシャル・ハラスメント、職場における上下関係、雇用形態の違いなどにより生じる権力差（パワー）を背景にして継続的に人格と尊厳を侵害する言動によるパワーハラスメントなど、いくつかの種類があります[1]。

　今回の事例のように、看護学生は一人の患者さんを単独で受け持って看護を展開しています。Ｕさんも、実習当初から患者さんとより良い関係性を築くことを大切にしており、拒否されることがないよう、また、ケアしたいと常に意識しながら関わろうとしていました。これは学生にとって当然の心理なのではないのでしょうか。しかし患者さんは、これまでに話を親身に長時間、丁寧に聞いてもらえるような体験は乏しく、Ｕさんと過ごす時間が唯一の楽しみとなり好意を抱くようになったと推察されます。また、反対に質問されることや質問に答えることを億劫に感じている患者さんもおり、大声で怒鳴られたり、無視されたり、あなたには話したくないなど拒絶されることもあります。

　看護学生にとって、臨地実習における出来事の多くは初めての経験で、ストレスを感じやすい状況下にあり、ハラスメントを受けることは衝撃的なことです。そして、看護学生とは、ハラスメントを受けるリスクが高いとされる「女性」「若年者」「研修中又は試用期間中」などの立場に該当し、**ハラスメントを受けやすい存在であること**を認識しておくことも重要です。そのために実習前オリエンテーションでもう一度ハラスメントに対する教育支援を受けることや、実習中も、自分は今、嫌な思いをしていないか、または、ハラスメントを誘発するような関わりになっていないかなど振り返りの時間を持つことも必要です。

　そして、もしもハラスメントを受けた場合、「なにもなかったことにしよう」「なんにもしないでいよう」などその状況を過小評価することがないように、一人で悩んではいけません。Ｕさんのように、第三者に話を聞いてもらうことや愚痴などの感情を話すということは、その状況を客観的に判断することができ、感情を上手にコントロールして行動できるきっかけとなり、ストレス低減へとつながります。

46 ハラスメント

理解を助ける関連情報

【参考文献】
1）厚生労働省パンフレット　職場における・パワーハラスメント対策・セクシュアルハラスメント対策・妊娠・出産・育児休業等に関するハラスメント対策は事業主の義務です！
https://www.mhlw.go.jp/content/11900000/001019259.pdf

患者さんが身体に触れてきた時は、黙って我慢してはいけない

事例1

　看護学生のVさんは、初めての臨床実習で70歳代の男性患者Dさんを受け持ちました。Dさんは脳卒中の治療のために入院しています。左半身の麻痺があり、清潔ケアや体位変換の際には介助が必要です。
　実習2日目、看護師と一緒に体位変換を行いました。側臥位(そくがい)になる際に、DさんはVさんの腰に手を当ててきました。Vさんはびっくりしましたが、やめてほしいとはいえず、なかったことにしようと考えました。これから数日間受け持つ患者さんとの関係が悪くなることや、実習が続けられなくなることが心配になったからです。

事例2

　看護学生のWさんは、40歳代の女性患者Eさんを受け持っています。バイタルサイン測定の際に腕を触られたり、「筋肉がすごいね」と胸を触られるなど、過度なスキンシップが増えていきました。Eさんへの不快感がありましたが、誰に相談したら良いかもわからず、一人で悩み病室へ訪問できなくなってしまいました。

解　説

　セクシャル・ハラスメントとは、「職場や学校において、性的な冗談やからかい、食事やデートへの執拗な誘い、身体への不必要な接触など、意に反する性的な言動が行われ、拒否したことで不利益を受けたり、職場（学習）の環境が不快なものとなること」[1]です。性的な言動とは、性的な内容の発言および性的な行動を指します。
　セクシャル・ハラスメントは、男性から女性に対するものだけではなく、女性から男性、同性同士でも起こる可能性があるものです。

　ハラスメントの被害にあった時には、「やめてください」「嫌です」とはっきりと自分の意思を伝えることが大切です。我慢することで、事態を悪化させてしまうこともあるかもしれません。また、学生個人で解決することは難しい問題であるため、指導者や教員、あるいは学校の相談窓口などに相談をしてください。
　とはいえ、臨床実習における学生の立場では、患者さんからの信頼を得たい、患者さんからケアを拒否されたくないという思いから、ハラスメントを過小評価する傾向があるといわれています。

　Vさんは、Dさんに身体に触れられたことを実習グループメンバーに相談し、グループメンバーが指導者にVさんが困っていることを伝えました。その後清潔ケアや体位変換の際には、指導者がDさんへ側臥位時にはベッド柵につかまり身体を支える方法を指導したことで、DさんがVさんの身体に触れることはなくなり、実習を継続することができました。

　Wさんは、病室へ訪問できなくなっている様子を心配して声をかけた教員にEさんとのかかわりで困っていることを話しました。女性から身体に触れられるが不快であることを、誰にどのように相談したら良いかわからなかったことを伝え、教員からEさんの行為がセクシャル・ハラスメントであると指摘を受け、初めて自分がハラスメントを受けていたのだと認識しました。指導者や教員と話し合った結果、受け持ち患者さんを変更し、実習を継続することができました。

　セクシャル・ハラスメントは人権侵害にあたります。学生であっても、自分の大切な身体を自分の意に反して触れられて良い理由はありません。決して一人では悩まずに、周囲に相談しましょう。声を上げることは勇気がいりますが、周囲の協力が得られれば解決の糸口は見つかります。

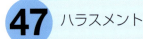

47 ハラスメント

理解を助ける関連情報

【引用文献】
1) 日本看護協会　保健医療分野における暴力対策指針　〜看護者のために〜（2006年）

指導者から性的な言動を受けた時は、黙って我慢してはいけない

　看護学生のXさんは基礎看護学実習の最終日です。脳梗塞後のリハビリテーション期の患者さんを受け持っています。今日はCT検査が予定されているので、指導者Fさんとともに車いすで患者さんを検査室まで移送することになりました。

　Fさんは、わからないことを質問すると親身に説明をしてくれる人なのですが、話をしている途中にXさんの肩に手を当てたり、顔を近づけて話すこともあるので、Xさんは違和感を感じて無意識に身体をよけることがありました。

　CT検査に行くために、Fさん、Xさんが車いすに乗った患者さんとともにエレベーターを待っている時に、FさんがXさんに「休みの日はどうしているの？」と聞いてきました。Xさんは、なぜ個人的なことを聞いてくるのだろう、患者さんもいるのにどうしよう、嫌だ、困ったな、と思いましたが、答えないと印象が悪くなると感じて、「友だちと会うことが多いです」と答えました。Fさんはその後も、付き合っている人はいるのか、どんなところに遊びに行くのか、など、実習には関係のないプライベートなことを聞いてきました。Xさんは愛想笑いをしながら、なんとかやり過ごしました。

　Xさんは自宅に帰ってから、この出来事について嫌であったと家族に伝えたところ、教員へ相談したほうが良いといわれたため、すぐに教員に経緯を説明しました。教員は事実を確認した後に病棟師長に報告して、再発予防を検討してもらうことになりました。

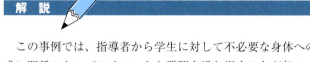

　この事例では、指導者から学生に対して不必要な身体へのタッチングや実習目標達成に関係のないプライベートな質問を繰り返すことが起こっています。学生は相手が指導者であったために、成績評価に影響すると感じてその場では我慢していました。優位な力関係のもとで行われる**ハラスメント**にあたると考えます。

　看護学生は、女性・若年者・学修期間中に該当する立場であることが多く、暴力の被害者となるリスクが高いといわれています[1]。成績の合否を引き合いに出されることを恐れて、表に出さずに我慢してしまうと、その後の心身の不調につながることがあります。不快に思ったことは我慢しないことが大切です。

　多くの学校ではハラスメント発生時の対応について実習前にオリエンテーションが行われていると思います。学生の不利益になる対応はなされないはずですが、実際に当事者になった時には、相談を躊躇することもあると思います。何らかの身体的・精神的暴力や嫌がらせを受けたと感じた時には、教員に限らず信頼できる人にまずは相談しましょう。

48 ハラスメント

理解を助ける関連情報

なし

▲再現ドラマはこちらから

> ## 教員から成績を引き合いにした指導を受けた時は、一人で悩んではいけない

　看護学生のYさんは、今日で老年看護学実習の6日目です。Yさんは、実習が始まってからずっと実習記録に手こずってしまい、指導者に再三指導をされていますがうまくいきません。今日は、中間カンファレンスの資料作りに朝までかかったので、1時間くらいしか睡眠がとれませんでした。昨日も指導者がつきっきりで看護計画の評価を指導してくれましたが、家に帰ると、どのように書き表せば良いのか迷ってペンが進まず、結局は空白が目立つ状況でカンファレンス資料を提出することになりました。

　行動調整の後にカンファレンスの資料を教員に提出したところ、教員は資料を一瞥して、すぐに「Yさん、昨日かなり指導を受けたのにカンファレンス資料ってこれだけしか書けてないの？」とYさんの能力を否定するかのような言葉を病棟の看護師が近くにいる状況でいわれました。Yさんは、びっくりして恥ずかしくて無言で下を向いてしまいました。教員は資料に目を通しながら、「昨日、指導者さんから指導を受けた内容が全然書けてないじゃない。今の段階でアセスメントがこんなにできていないと困るわね」と続けて、「このままだと、うーん、合格は難しいわね」といわれました。

　Yさんは、自分なりに努力したのに、合格できないかもといわれてショックを受けました。今後どうすれば良いのかわからなくなってしまい、茫然としてしまいました。

ハラスメント

解説

　この事例では、学生が教員から一方的に能力を否定されるような言葉を受けました。また、教員は不合格の可能性をちらつかせて、Yさんに対して不必要な脅威を与えました。また、他の人がいるところで叱責されたことで、恥ずかしくてYさんは自分の意見をうまくいうことができませんでした。

　教員が学生を指導する際に学生の人格を否定したり、成績評価などを引き合いにした不当な言動により、相手に苦痛や不利益を与えることは**アカデミック・ハラスメント**にあたります。この事例では、成績評価が適切に行われていないにも関わらず、成績を引き合いに出すなど、かなり不適切な指導がなされています。

　教員からの指導に異議を唱えることに躊躇する場合もあると思いますが、納得がいかないな、おかしいな、不快だな、と感じた時には、一人で悩まないようにしましょう。我慢し続けることで体調の不良につながることもあります。学校の相談窓口や、信頼でき、話しやすい人に相談するようにしましょう。また不当な扱いを受けたと感じた時には、いつ、だれに、どんなことをいわれたのかを細かくメモしておくことも大切です。

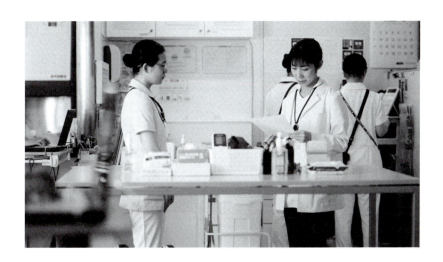

49 ハラスメント

理解を助ける関連情報

なし

教員から人格を否定されるような言葉を受けた時は、我慢してはいけない

　看護学生のZさんは成人看護学実習で、手術3日後のHさんを受け持っています。本日は10時から洗髪する計画を立ててきました。Zさんは普段から、一つのことを始めると集中しすぎて約束の時間を守れないことがあるため、学内でも教員から何度か注意を受けることがありました。実習では時間が守れるように気をつけています。今回も洗髪に必要な物品や手順も昨日からシミュレーションして確認しました。Hさんは洗髪をしてもらうのをとても楽しみにしています。午後にCT検査が予定されているので、洗髪は午前中のうちに実施するつもりです。指導者に本日の行動を説明して了解を得ました。

　ところが急に、CT検査の時間が午前中に変更との連絡が入ったため、洗髪を午後に変更せざるを得なくなりました。15時から中間カンファレンスがあるので、15時までに洗髪を行わなければなりません。Hさんが楽しみにしているため、絶対に行いたいと思っています。Zさんは、予定が変更になったので焦ってしまいました。
　それでもZさんは、14時に始めれば15時には終了すると考えて物品を準備し、担当看護師に支援を受けながら開始しました。しかしHさんがトイレを済ませてから開始したので、14時10分からになりました。髪を乾かして身支度を整える時間まで予定に入れていなかったために思いのほか時間がかかってしまいました。Hさんはサッパリした、本当にありがとう、ととても喜んでくれたので、髪を乾かしている間も自分の焦りがHさんに伝わらないように気をつけて接しました。片づけが終わった時には15時を過ぎていました。

　Zさんが15時10分にカンファレンス室に急いで飛び込むと、すでに他の学生、指導者、教員が座ってZさんの到着を待っていました。カンファレンスが終わった

後、教員から

「Zさん、いつも時間を守るようにいっているでしょう？　どうして計画的にできないのかしら。みんなあなたを待っていたのよ。看護師は時間を守ることがとても大切なのに、こんなことでは先が思いやられます。自己中心的な行動で迷惑をかけていることがわかっていますか？」

と矢継ぎ早に言葉を浴びせられ叱責されました。Zさんは、謝罪し、予定が変更になったことなど理由を説明しましたが、あなたはいつもそうだから、と取り合ってもらえないために言葉が見つからず、涙があふれてきました。

解説

　Zさんは、日ごろから時間管理ができないことを教員から指摘されており、自分なりに改善に取り組んでいました。今回も準備して備えていましたが、想定外の出来事が加わって時間管理がうまくいかずに遅刻してしまいました。

　教員がZさんの遅刻に対して、時間を守るよう指導をすることは当然でしょう。しかしその際に、教員はZさんの話をしっかりと聞くことなく、一方的にZさんを叱責しました。時間に遅れたという事柄と直接関係がない「自己中心的な行動」「先が思いやられる」などZさんの人格を傷つけるような発言は、教員の主観と思われ、明らかに言葉の暴力です。言葉や態度などによって巧妙に人の心を傷つける精神的な暴力は**ハラスメント**に該当します。

　教員からこのような対応を受けた場合は、抱え込まずに信頼できる第三者に相談することが大切です。他者に話をすることで、状況や気持ちが整理されることがあります。また、学校ごとに相談窓口が設置されていると思います。専門の相談員と話をすることで解決策が見えてくることもあります。いずれにしても一人で我慢しないようにしましょう。

索引

あ

アカデミック・ハラスメント　105
アクセス権限　57
当たり前　26
胃がん　18
育児　14
入れ歯　22
インフォームド・アセント　32
インフォームド・コンセント　11
インフルエンザウイルス　91
嚥下（えんげ）　67
悪寒　90
押しつけ　26
汚染　94

か

咳嗽（がいそう）　90
川崎病　37
観察　73
患者指導　17
患者の尊厳　7
感染源　93
感染症　38、88、91、95
急変　76
記録用紙　66
金銭　3
ケアの安全性　70
抗凝固剤　69、83
誤嚥（ごえん）　67
告知　9
個人情報　48、61、65、66
個人情報の保護　2、66
個人情報の漏洩　60、66
子どもの権利　34
子どもの人権　30
子どもの尊厳　30

コロナウイルス　91

さ

サイフォニング現象　71
撮影　1、48
実習記録　53、55
指導パンフレット　16
手指衛生　89
情報収集用紙　60
情報漏洩　2、52、63
情報をコントロールする権利　65
食事指導　18
シリンジポンプ　71
スタンダード・プリコーション　92、94
頭痛　90
スマートフォン　58、96
精神疾患　25
責任感　70
セクシャル・ハラスメント　101
早期離床　80

た

対価交換　4
体調が悪い　90
体調管理　40
多角的な視点　75
ダメ　14
ダンピング症候群　18
治療情報　8
沈黙　25
爪切り　70、83
電子カルテ　56、66
点滴ルート　12
転倒事故　80

転落　36
統合失調症　24、26、98
ドレナージ　41
ドレーン　41

な

日常的ケア　70

は

発熱　87、90
ハラスメント　99、103、107
ひげ剃り　83
プライバシー　2
プライバシーの保護　33、65
プレパレーション　32
ベッドからの転落　36
報告　47、72
報告・連絡・相談　40
訪問看護　39、42、45
歩行訓練　81
発疹　37、87
本人の思い　27

ま

マナー　45
めまい　90

や・ら・わ

ユニフォーム　92
リハビリテーション　69、80、81
ワクチン接種　87

欧文

SBAR　47
SNS　2、48、50

看護学生してはいけないケースファイル　改訂2版
臨地実習禁忌集

令和 6 年 9 月 30 日　発　行

編著者　　大　﨑　千　恵　子
　　　　　田　中　晶　子

発行者　　池　田　和　博

発行所　丸善出版株式会社
　　　　〒101-0051 東京都千代田区神田神保町二丁目17番
　　　　編集：電話(03)3512-3263／FAX(03)3512-3272
　　　　営業：電話(03)3512-3256／FAX(03)3512-3270
　　　　https://www.maruzen-publishing.co.jp

© Chieko Osaki, Akiko Tanaka, 2024

組版印刷・製本／藤原印刷株式会社

ISBN 978-4-621-31017-5 C 3047　　　　　Printed in Japan

JCOPY 〈(一社)出版者著作権管理機構 委託出版物〉
本書の無断複写は著作権法上での例外を除き禁じられています．複写
される場合は，そのつど事前に，(一社)出版者著作権管理機構(電話
03-5244-5088，FAX 03-5244-5089，e-mail：info@jcopy.or.jp)の許諾
を得てください．

丸善出版映像教材のご案内

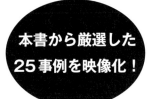

本書から厳選した25事例を映像化！

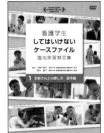

看護学生してはいけないケースファイル
臨地実習禁忌集

監修：大﨑千恵子（昭和大学 保健医療学部 看護学科 教授）
監修：田中晶子　（昭和大学 保健医療学部 看護学科 教授）

臨地実習でしてはいけない様々な事例をショートドラマで紹介！

事例をドラマ化することで視聴者は、登場人物のしぐさや表情から状況をよりリアルにイメージすることができます。さらに、事例毎に問題点、対応策を解説することで、より深く理解できる構成になっています。授業の導入や臨地実習前のオリエンテーションなどにご活用ください。

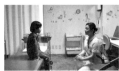

第1巻　患者さんとの接し方　基本編
第2巻　患者さんとの接し方　領域別編
第3巻　個人情報保護編
第4巻　医療安全編
第5巻　感染予防編
第6巻　ハラスメント編

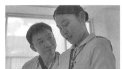

制作協力：株式会社桜映画社
制作著作／発行：丸善出版株式会社

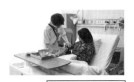

DVD　全6巻　各 巻 本体価格：42,000円＋税
　　　　　　　　セット 本体価格：252,000円＋税
EVO　映像配信　本体価格：84,000円＋税（年間ご利用料金）
※EVO（映像教材配信サービスEducational Video Online）でもご利用可能です。

著作権処理済作品

● この映像教材は看護学部や看護専門学校、病・医院での教育目的に制作されたものです。
● 無断で複製（コピー）、放送、有線放送、インターネット配信（授業配信含む）、公の上映、業としての貸出し等に使用することは法律で禁じられています。
● 学校・企業・官公庁・研究機関等の法人・団体様と団体に所属する方のみに販売しています。

詳細情報はこちらから▶

丸善出版株式会社　〒101-0051 東京都千代田区神田神保町2-17 神田神保町ビル 営業部
　　　　　　　　　　TEL(03)3512-3252 FAX(03)3512-3270 https://www.maruzen-publishing.co.jp